Bircher-Benner Diätbücher

Handbuch für Leber- und Gallenkranke

Umfassende Anleitung
zur Pflege und Diät
Speisepläne und Rezepte
aus einem ärztlichen Zentrum
modernster Heilkunst, des
Medizinischen Zentrums Bircher-Benner
CH-8784 Braunwald GL

Dr. med. Andres A. Bircher
Lektorat: Irène Hagmann

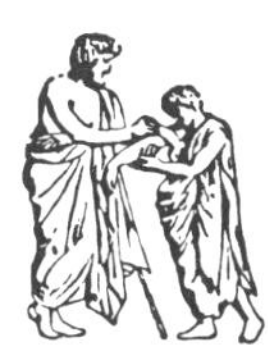

EDITION BIRCHER-BENNER
CH-8784 BRAUNWALD

Bircher-Benner Diätbücher

1. Handbuch für Multiple Sklerose-Kranke und gegen degenerative Nervenkrankheiten
2. Handbuch für Leber- und Gallenkranke
3. Handbuch für die Familie und das Kind
4. Handbuch für Frischsäfte, Rohkost und Früchtespeisen
5. Handbuch zur Steigerung der Abwehrkräfte und gegen Infektanfälligkeit
6. Handbuch für Bergsteiger und für den Sport
7. Handbuch für Diabetiker
8. Handbuch zur Verhütung und unterstützenden Therapie bei Lungenkrankheiten
9. Essensfreude ohne Kochsalz
10. Handbuch für Rheuma- und Arthritiskranke
11. Handbuch für Männer mit Prostataleiden
12. Handbuch für Nieren- und Blasenkranke
13. Handbuch für Venenleiden
14. Handbuch für Magen- und Darmkranke
15. Handbuch für die Ernährung in Schwangerschaft und Stillzeit
16. Handbuch für Frauenleiden und die Wechseljahre
17. Handbuch zur Verhütung und begleitenden Therapie der Krebskrankheit
18. Handbuch für Kopfschmerzen und Migräne
19. Handbuch für Herzkranke
20. Handbuch zur Überwindung von Angst und Depression
21. Handbuch für Hautkranke und Hautempfindliche
22. Handbuch für Stresskranke
23. Handbuch für Allergiekranke
24. Handbuch zur Verhütung von Demenz und Alzheimerkrankheit
25. Handbuch zur inneren Behandlung der Augenkrankheiten

Die Ergebnisse weltweiter Forschung sind in diesen Handbüchern ebenso berücksichtigt wie die 100jährige Entwicklung ärztlicher Kunst und Erfahrung in der bekannten Bircher-Benner-Klinik. Der Leser spürt auf Schritt und Tritt die hilfreiche Art des kundigen Arztes.

32. Auflage 2013

Info@bircher-benner.com   www.bircher-benner.com

Printed in Germany

Die Ratschläge in diesem Buch sind von den Autoren und vom Verlag sorgfältig erwogen und geprüft, dennoch kann eine Garantie nicht übernommen werden. Eine Haftung der Autoren bzw. des Verlages für Personen-, Sach- und Vermögensschäden ist ausgeschlossen.

Einbandentwurf: Grafikzentrum Kösel
Gesamtherstellung: Gulde-Druck, Tübingen

Inhalt

Vorwort zur 32. Auflage 5

Einleitung 7

Der Bau und die Funktion der Leber 8

Der enterohepatische Kreislauf als Teufelskreis 11

Die Aufgaben der Leber 13

Wissenschaftliche Grundlagen der Ordnungstherapie der Leber-Gallenkrankheiten 17

Das Problem der geringen Alkoholmengen 21

Die verschiedenen Krankheitsformen des Leber-Gallensystems

Das allgemeine Erscheinungsbild der versagenden Leberfunktion 23

Die Leberentzündung (Hepatits) 25

Die Leberzirrhose (Schrumpfleber) 28

Tumorerkrankungen der Leber 29

Gallensteine 30

Die Gallenblasenentzündung 31

Das Gallenblasenkarzinom 32

Die Gallengangsteine (Choledocholithiasis) 32

Das Postcholezystektomiesyndrom 33

Die Behandlung der Leber-Gallenkrankheiten

Pflanzliche Heilmittel (Phytotherapie, Spagyrik) 34

Die Behandlung von Infektionen 35

Die Hydrotherapie 37

Die homöopathische Therapie, miasmatisch vererbte Folgen von Krankheiten und Traumen 45

Die neue wissenschaftliche Akupunktur 47

Die Neuraltherapie nach Huneke 48

Operative Verfahren 50

Der Heilplan

Die Heildiät 51

Die Behandlung der Hepatitis 53

Die Behandlung der Leberzirrhose 54

Die Behandlung der Gallenblasenentzündung 54

Zur Vorbeugung und zur Vermeidung von Rückfällen 54

Die vier Diätstufen

Die Diätstufe I: Die Rohsaftdiät 58

Die Diätstufe II 60

Die Diätstufe III 62

Die Diätstufe IV 64

Kleine Austauschtabelle für tierische Produkte, die bei Diätstufe III weggelassen werden müssen 65

Die Rezepte

Säfte 68

Gesundheits-Tees 70

Müesli 72

Rohgemüse und Salate 74

Salatsaucen 76

Milcharten 79

Butter, Pflanzenfette und Öle 80

Schonendes Kochen und Dämpfen 80

Suppen 81

Gemüse 85

Salate von gekochten Gemüsen 91

Kartoffelgerichte 93

Getreidespeisen 96

Saucen 100

Belegte Brötchen 102

Desserts 103

Rezeptverzeichnis 107

Literaturverzeichnis 110

Stichwortverzeichnis 116

Vorwort zur 32. Auflage

Dieses Handbuch beruht auf einem grossen Erfahrungsgut in der Behandlung von Kranken, die durch die Birchersche Ordnungstherapie Heilung fanden. Die früheren Auflagen wurden durch viele Hinweise aus der Grundlagenforschung und durch die neuen Ergebnisse der klinischen gastroenterologischen Forschung ergänzt. Auch der diätetische Teil wurde sanft überarbeitet, ohne dass die hohe Qualität der Bircherschen Rezeptkunst verloren ging. Das Handbuch gibt dem Kranken oder an Leberschwäche leidenden Menschen das nötige Wissen und die unentbehrliche praktische Anleitung in die Hand, die es ihm erfahrungsgemäss ermöglichen, den Krankheitsprozess aufzuhalten und stetige Heilungsschritte einzuleiten.

Dem ganzheitlich behandelnden Arzt kann das Buch eine wertvolle Hilfe sein, wenn es um die Anleitung seiner Patienten zur Umstellung ihrer Lebensweise, zur Ordnungstherapie geht.

Seit Dr. med. Max Oscar Bircher-Benner wurde während über hundert Jahren an der Bircher-Benner Klinik selbst und in privaten Arztpraxen die Ordnungstherapie der Leber- und Gallenkrankheiten in sorgsamer Beobachtung der Heilungswirkungen erforscht. In all diesen Jahren waren die vielen tausend Patientinnen und Patienten, die aus ihrer zur Verzweiflung führenden Krankheitsentwicklung herausfanden, unsere grössten Lehrmeister. Mit starkem Willen zur Heilung führten sie die Anweisungen der Ordnungstherapie erfolgreich durch und ermöglichten die grossen Erkenntnisse, deren Bestätigung sich erst jetzt allmählich auch in der allgemeinen medizinischen Forschung zeigt.

In der Neuordnung der Lebensweise hat die Ernährung eine erstrangige Bedeutung! Sie führt zu einer Regeneration der grossen Regulationssysteme, zu einer neuen Öffnung zur Aussenwelt hin und zu sich selbst, die erst das Ingangkommen der Heilungskräfte des Organismus, des Körpers und der Seele, möglich werden lässt. Zitiert sei hier abschliessend eine Stelle aus Bircher-Benners Schrift „Vom Werden des neuen Arztes“: „Die Wunder der Seele bleiben jenen verschlossen, die dauernd die Ernährungsgesetze missachten. Von der Ernährung hängen Kraft und Tiefe der inneren Erlebnisse ab – das ist ihre eigentliche Bedeutung. Sich um seinen Körper, um seine Ernährung zu kümmern, hat keinen Zweck, es sei denn, dass daraus eine neue Entfaltung, ein Erwachen innerer Kräfte entstehe.“

Dr. med. Andres A. Bircher

Einleitung

In den letzten Jahrzehnten hat die Zahl der Menschen, die an Leberkrankheiten oder deren Folgen leiden oder die sich einer „empfindlichen Leber“ bewusst sind, stark zugenommen (Li et al.).

Nur zum Teil ist dies die Folge epidemischer Leberentzündungen (Hepatitis), die nach scheinbarer Heilung oft einen dauernden Zustand von Überempfindlichkeit auf gewisse Nahrungsmittel, Blähungen und eine allgemeine Verminderung der Kräfte hinterlassen haben. Hinzu kommen jedoch die allgemein verbreiteten Ernährungsschäden, Alkohol, Arzneigifte und die sitzende Lebensweise mit mangelnder Durchblutung der Leber infolge zu flacher Atmung und ungenügender Körperbewegung sowie die nervöse Dauerspannung unserer Zeit, welche die Leber in ihrer Funktion belasten und die Wiederherstellung nach Schädigungen ganz bedeutend erschweren.

Der Leberkranke ist sich dessen bewusst, dass sich die Funktion der Leber in deren Anpassungsfähigkeit an die Nahrung widerspiegelt. Er weiß, dass Diätfehler unmittelbare Folgen haben. Die Folgen sind nicht nur örtliche Beschwerden in der Lebergegend, wie Blähungen, langsame Verdauung, Aufstoßen, Spannungs- und Schweregefühl, sondern auch eine empfindliche Störung des allgemeinen Lebensgefühls, der Lebensfrische und Leistungsfähigkeit, der Stimmung und des Erlebens der Beziehung zu anderen Menschen. Man fühlt sich nach einem Rückfall gedrückt, reizbar oder wehrlos, zieht sich in sich selbst zurück, oder man verletzt unbeabsichtigt andere Menschen und ist unfähig, etwas zu unternehmen.

Der Leberkranke beobachtet im allgemeinen, welche Speisen er meiden muss, er schont seine Leber so gut er kann. Nicht immer sind aber seine Schlussfolgerungen, seine Kenntnisse des Baus und der Funktion der Leber und sein Wille gut genug, um ihm zu erlauben, bedeutende Fehler der Lebensweise zu vermeiden, welche die Heilung seiner Leber-Gallenkrankheit verhindern.

Diesem kleinen Buch liegen nicht nur die neuesten wissenschaftlichen Erkenntnisse zugrunde, sondern auch die über hundertjährigen praktisch-klinischen Erfahrungen der Bircher-Benner Klinik. Dem Leser und der Leserin soll es alle Kenntnisse vermitteln, die sie nötig haben, um ihren eigenen Beitrag zur Heilung zu leisten.

Im diätetischen Teil finden sich Gerichte und praktische Speisezettel. Sie wurden in enger Zusammenarbeit der Diätküche mit den Ärzten der Bircher-Benner Klinik ausgearbeitet.

Die Rezepte überzeugen durch Geschmacks- und Abwechslungsreichtum. Die Leber-Gallendiät gereicht dem Kranken so zur Freude, dass er sie nicht als Einschränkung, sondern als eine Entdeckungsreise in eine neue Welt erfährt, eine gesunde, wohltuende neue Art zu leben und sich zu ernähren.

Der Bau und die Funktion der Leber

Die Leber nimmt im Stoffwechsel des Organismus eine zentrale Stellung ein. Die Stoffwechselleistung des biochemischen „Kraftwerks“ einer jeden Zelle des Körpers findet sich in der Leberzelle um ein Vielfaches verstärkt. Hinzu kommen besondere Stoffwechsel-, Synthese- und Speicherfunktionen. Die Leber, deren Gewicht nur 3% des Körpergewichts ausmacht, erbringt 12% der gesamten Stoffwechselleistung. Die Leberzelle muss also viermal soviel leisten, wie eine durchschnittliche Körperzelle. So lässt sich leicht verstehen, wie weitgehend sich Funktionsstörungen und Krankheiten der Leber auf die Gesundheit des gesamten Organismus auswirken können.

Funktionell ist die Leber über den Grenzstrang des sympathischen Nervensystems mit den seitlichen Längsdritteln des Körpers verschaltet. Dies sind die seitlichen Leitsysteme des zarten Bindegewebes, sowie die Nerven- und Muskelketten, die allen drehenden Bewegungen und dem „sich seitlich Raum verschaffen“ dienen.

So verbindet denn auch die traditionelle chinesische Heilkunst Entfaltung, Vitalität, Mut, Elastizität, Zorn und Hektik mit ungebremster Energie im Funktionskreis der Leber, dagegen aber Zaghaftigkeit, Mutlosigkeit und Bitterkeit mit Leberschwäche als „innere Faktoren“ oder Gemütseigenschaften. Nach traditioneller chinesischer Auffassung wirkt sich eine überschießende Funktion der Leber oft in schmerzhaften Entzündungen der Sehnen und überbordenden Muskelbewegungen aus, während sich deren Schwäche als mangelnde Muskelkraft, lähmende Schwäche und Trägheit zu erkennen gibt. Auch im deutschen Sprachbereich spiegeln sich solche Erfahrungen in Ausdrücken wie: „vor Zorn läuft ihm die Galle über“ oder im Begriff „Bitterkeit“, dem Geschmack, den wir in der Galle und in sämtlichen galletreibenden Arzneien finden, als Ausdruck unterdrückten, zurückgehaltenen Zorns, des Zornes des „Rumpelstilzchens“, das seinen inneren Zorn so sehr unterdrückt, dass es sich vor Zorn selbst zerreißt.

Diese ganzheitlichen altchinesischen und europäisch volkskundlichen Betrachtungen bestätigen sich im ärztlichen Alltag, genauso wie ein Zusammenhang der Funktionsstörungen der Leber mit den Augen, in denen sich die ungebremste, aufschießende Energie als brennende Rötung, als Entzündung oder als Trigeminusneuralgie und deren Schwäche sich als Störungen des Sehens äußern kann.

Besser bekannt ist der energetisch-funktionelle Zusammenhang der Leber mit Kopfschmerzen und Migräne, bei der überschießenden Funktion als Hitzestau mit sprengend-klopfendem Schmerz und bei der funktionellen Schwäche als Leere und Benommenheit erlebt. Energievölle und -leere werden dabei in den Leitbündeln des Bindegewebes (Meridiane) und in den vegetativen Nervenfasern entlang der Gefäße geleitet. Die Anatomie der Meridiane und Akupunkturpunkte ist aufgeklärt worden (Heine, 1985, 1987).

Alles Wechselnde, Zugluft und Winde, die Wechsel der Witterung, Pubertät und Wechseljahre sind nach traditioneller chinesischer Auffassung Eigenschaften bzw. Lebensepochen, die das Leber-Gallensystem besonders belasten. So finden wir während der Wechseljahre Hektik, Agitiertheit und Schlaflosigkeit, Migräneanfälle, Zugluft- und Wetterempfindlichkeit in gesteigertem Masse wieder, genauso wie die schwächenden Hitzewallungen, die wir als ungebremst aufsteigende Energieentladungen aus dem Funktionskreis der Leber verstehen können. Die traditionelle chinesische Anschauung erklärt sich diese Ungebremstheit der Leberenergie mit dem Nachlassen der Energie in den Geschlechtsorganen, die nun nicht mehr in der Lage sind, ihre normalerweise hemmende regulierende Wirkung auf die Leber zu entfalten.

Wir halten hier fest, dass all diese ganzheitlichen östlichen Betrachtungsweisen der reinen Erfahrungsmedizin zuzuordnen sind, die zwar durch unsere derzeitige wissenschaftliche Methodik erst zum Teil bewiesen worden sind. Sie finden aber in der täglichen Praxis des sorgfältig beobachtenden Arztes ihre Bestätigung. So wird der Notdienst-leistende Arzt meist in frühester Morgenstunde, wenig nach Mitternacht wegen Gallenkoliken zu seinen Patienten gerufen: Nach altchinesischer Auffassung entfaltet der Funktionskreis des Leber-Gallensystems in dieser Zeit seine größte energetische Aktivität.

Anatomisch besteht die Leber aus drei Lappen, dem großen rechten Leberlappen, der sich im rechten Oberbauch, sich der Zwerchfellkuppel anschmiegend, weit in den Brustkorb hinauf vorwölbt (s. schematische Darstellung S. 16). Der linke, viel kleinere Leberlappen ist in der Nähe der Brustbeinspitze knapp unter dem Rippenbogen zu ertasten. Inmitten dieser Organlappen, wo sich auch der dritte kleine quadratische Leberlappen und die Gallenblase finden, strahlen die großen Gefäße und die Gallengänge in das Organ ein. Deshalb wird diese Stelle als Leberpforte bezeichnet. Hier auch, in einem kräftigen, die Leber festhaltenden Band finden sich die verschlossenen Reste der Nabelgefäße wieder, die bei einer chronischen Pfortaderstauung wieder durchgängig werden und gelegentlich für sternförmige, am Bauch sichtbar werdende, vom Nabel ausgehende Venenerweiterungen verantwortlich sind (Caput medusae).

Die Leberlappen sind aus einer immensen Zahl vieleckiger, von bloßem Auge knapp sichtbaren Leberläppchen zusammengesetzt, die eine Art Funktionseinheiten darstellen und der Leber ihr feinkörniges Aussehen verleihen. Jedes dieser Leberläppchen wird mit eigenen Gefäßen versorgt und enthält ein eigenes Lymphgefäß- und Gallengangsystem (s. schematische Darstellung S. 16).

Durch einen eigenen, aus der Hauptschlagader (Aorta) abgehenden Arterienstamm wird die Leber kräftig mit sauerstoffreichem Blut versorgt. Ein zweites großes Blutzustromsystem ist die Pfortader, die alles Blut aus dem Dünndarm, der Milz und aus 2/3 des Dickdarms in ihren großen Gefäßstamm, die Portalvene (Pfortader), sammelt und der Leber zuführt. Dieses Blut enthält die Nahrungsbestandteile und auszuscheidenden Giftstoffe aus dem Darm sowie Zellabbauprodukte aus der Milz, die der Blutverjüngung und Blutreinigung dient.

An den Stellen, wo je drei der honigwabenartig ineinandergefügten Leberläppchen zusammenkommen, finden wir die Verästelungen der Leberarterie, der Pfortader und des Gallengangs (ductus choledochus). Von hier aus umweben je von der Arterie und von der Pfortader ausgehende Kapillarnetze die Leberläppchen und schmiegen sich der Reihe nach an jede einzelne der Leberzellen an und verlaufen so bis ins Innerste des Leberläppchens, wo sie sich miteinander verbinden und nach intensivem Stoff- und Gasaustausch ihr Blut in die kleine zentrale Vene des Leberläppchens ergießen. Diese kleinen, inmitten der vielen Tausend Leberläppchen liegenden Lebervenen vereinen sich wie viele kleine Bäche zu einem Flussstrom hin und finden sich zusammen zur großen Lebervene, die schließlich das gesamte Leberblut in die große Körpervene, die Hohlvene, gießt. Jedes Leberläppchen enthält zudem ein fein gebautes Lymphdrainagesystem (Gewebsdrainage) und wird von zahlreichen vegetativen Nervenendigungen versorgt.

Jede einzelne Leberzelle ist von Grundsubstanz des zarten Bindegewebes umhüllt (Pischinger, 1990). Alle vegetativen Nervenfasern enden frei in dieser Grundsubstanz, die in der Art eines Molekularsiebes den Informations- und Stoffaustausch der Leber reguliert. Jeder Stoff und jede Information, welche die Leberzelle erreichen oder aus der Leberzelle hinausgelangen sollen, muss also zwangsläufig durch diese Grundsubstanz des zarten Bindegewebes hindurch. Die Qualität der Grundsubstanz ist entscheidend für die Regulationsfähigkeit und damit für die Gesundheit der Leber. Sie hängt in aller erster Linie von der Qualität der Ernährung ab und kann durch keine Medikamente, sondern nur durch die geeignete Heilernährung regeneriert werden (Eppinger et al. 1939).

Die honigdicke, gelbgrünliche Galle wird in jeder Leberzelle gebildet und in den sie umgebenden Gallekapillaren gesammelt. Dem Lauf der Leberarterie und Pfortader folgend, sammeln sich die verästelten Gallengänge zu einem einzigen großen Gallengang (ductus choledochus), der an der Leberpforte in die Gallenblase einmündet. Die Gallenblase dient dazu, die von der Leber laufend gebildete Galle einzudicken und für den Moment der Mahlzeit bereitzuhalten. Dieser Gallevorrat ist eine dickflüssige fadenziehende, fast schwärzliche Masse, die „B-Galle". Erst wenn eine Mahlzeit eingenommen wird, entleert sich die Gallenblase über Reflexe in mehreren Kontraktionen in den abführenden Gallengang, von da aus in den Bauchspeicheldrüsengang (ductus pancreaticus) und zusammen mit dem Saft der Bauchspeicheldrüse in den Zwölffingerdarm (duodenum).

Die Galle ist ein ganz wichtiges Organ zur Stoffausscheidung über den Darm. Zudem dient sie mittels ihres Gehaltes an Gallensäuren, die dem Stuhl seine dunkle Farbe geben, der Spaltung und Verdauung der Fette und Öle. Die Qualität der Galle, ihr Gehalt an den verschiedenen Gallensäuren und Gallenfarbstoffen ist für die Verdauungsfunktion und die Gesundheit des Darmes entscheidend. So findet man zum Beispiel bei Patienten, die an einem Dickdarmkarzinom erkranken, eine ungünstige Zusammensetzung der Gallensäuren. Man findet Arten von Gallensäuren, die den Enddarm reizen und so für die dem Krebs vorausgehende chronische Enddarmentzündung (Proktitis) mitverantwortlich sind.

Die Funktion der Leber ist von einer guten Blutversorgung abhängig. Diese passt sich dem Arbeitsbedarf ihres Organs präzise an. Sie kann bis zum Vierfachen gesteigert werden. Auch kann sie unter Umständen als Blutreserve für den Organismus wirken. Sinkt aber der Sauerstoffgehalt des Blutes der Leberarterie infolge einer Kreislaufstörung, wie etwa bei einer Herzkrankheit, oder wegen ungenügender Atmung und Körperbewegung ab, so leidet die Leistungsfähigkeit der Leberzellen durch die mangelnde Versorgung mit Sauerstoff beträchtlich. Dieser Sauerstoffmangel in der Leber wirkt sich auf die Leberläppchen fatal aus. Er führt allmählich zu einer im Zentrum der Läppchen beginnenden Verfettungsdegeneration der Leber. Die Leber verliert dadurch ihre Funktionsleistung, und die Leberbelastungsproben zeigen, dass die Entgiftungsarbeit verlangsamt und die Galleproduktion vermindert ist.

Eine Ernährung, die an Fett, an freien Kohlenhydraten oder aber an Eiweiß zu reich ist, überlastet die Leber nach jeder Mahlzeit massiv mit überschüssiger Glukose und den aus dem Abbau von überflüssigen Fetten und Aminosäuren anfallenden organischen Säuren. Die im Übermaß zugeführten Nahrungsstoffe wirken dann wie Nahrungsgifte und verstärken die fettige Degeneration der Leber massiv.

In dieser Überforderung der Leber bei ihrer Stoffwechsel- und Entgiftungsfunktion bleibt ihr nichts anderes übrig, als die von ihrer Stoffwechselleistung nicht zu bewältigenden Säuren in die Galle oder ins Venenblut weiterzugeben. Ist aber die anströmende Säureflut nach den Mahlzeiten so groß, dass die Alkalireserven nicht ausreichen, um das Säure-Basengleichgewicht aufrecht zu erhalten, so werden zudem im ganzen Körper organische Säuren als Schlackenstoffe in die Grundsubstanz des zarten Bindegewebes eingespeichert. Sie behindern deren Funktion als Molekularsieb, als Informations- und Stoffleitungssystem, welches die Kontrolle über den Stoff-, Gas- und Informationsaustausch der Körperzellen, besonders auch der Leberzellen ausübt. Das bis dahin fast embryonal zarte Bindegewebe der Leber verdickt und verhärtet sich und füllt sich mit Stoffwechselschlacken an. Aus der fettigen Degeneration der Leber entsteht nach und nach die narbige Degeneration, die Leberzirrhose.

Die Stoffwechselschuld besteht nicht nur in der Leber. Der Stoff- und Informationsaustausch aller Zellen des ganzen Körpers ist durch die Grundsubstanz des zarten Bindegewebes kontrolliert. Die von der Leber verbleibende Stoffwechselschuld kann auch im übrigen Körper nicht aufgearbeitet werden. Organische Säuren und andere Stoffwechselrückstände lagern sich in allen Geweben ein und führen so zu den großen degenerativen, durch die allgemein verbreitete Fehlernährung verursachten Krankheiten wie der Arteriosklerose und Koronarsklerose, dem Herzinfarkt, den rheumatischen Krankheiten (vgl. Bircher-Benner Handbuch Nr. 10 „Echte Heilwege ohne Schmerzmittel für Rheuma- und Arthritiskranke"), zu gewissen Hautkrankheiten, der Osteoporose, Hormon- und Stoffwechselstörungen und vielen anderen Krankheiten. Massiv erhöht wird das Risiko für Krebs (Stehelin, 1993; Chang et al., 1992, 1993).

Der enterohepatische Kreislauf als Teufelskreis

Die durch Sauerstoffmangel, Fehlernährung und Alkohol überforderte Leber versucht den überwältigenden Anstrom der Stoffe zu einem bedeutenden Teil über die Galle abzuleiten. Dabei verliert die Galle ihre gesunde Zusammensetzung. Einzelne Stoffwechselbestandteile werden nun in ihr in derart konzentrierter Weise ausgeschieden, dass sie in der Gallenblase, dort, wo die Galle ihre größte Eindickung erfährt, ausfällen und Gallengrieß oder Gallensteine bilden.

Gallensteine reizen die Schleimhaut der Wand der Gallenblase und verursachen eine chronische Gallenblasenentzündung (Cholezystitis). Bekannt ist die Gallenkolik, die durch ein plötzliches Verstopfen des Gallenblasengangs oder des Gallengangs in seinem weiteren Verlaufe zustande kommt. Die Schmerzkoliken im Oberbauch sind massiv und unerträglich und verlangen sofortige ärztliche Hilfe. Zudem verursacht die Verstopfung des Gallenabflusses durch Gallensteine einen Rückstau der Galle in die Leber. Die bitterscharfe, für das Gewebe aggressive Galle überschwemmt die fein gebauten Leberläppchen und schädigt sie. Sie kann nur über die kleinen zentralen Lebervenen abfließen und gelangt so in den gesamten Blutkreislauf und in alle Gewebe. Es kommt zur Gelbsucht (Verdinicterus), die zuerst am Augenweiß, später auch an der Haut erkennbar wird. Wir kommen später auf diese Störung zurück.

Auch wenn keine Gallestauung vorliegt, gelangen die übrigen unbewältigten Stoffwechselschlacken der Galle über die Gallengänge in den Dünndarm, reizen mit ihrer Giftwirkung die Darmschleimhaut und stören das mikrobielle Milieu, die Darmflora, in empfindlicher Weise. Der Darm wird gereizt, Fäulniserreger überwuchern ihn, er wird empfindlich, gebläht und krank. Die Schleimhaut verliert ihre Fähigkeit, Allergene abzuweisen, verschiedene Nahrungsmittel, meist zuerst Milcheiweiße und Weizenbestandteile, werden nicht mehr vertragen und verstärken den Reizungszustand. Zu den durch die Galle in den Darm ausgeschütteten Giftstoffen aus der überforderten Leber gesellen sich Fäulnisprodukte und Entzündungsstoffe aus dem Darmmilieu selbst, und all dies gibt der Darm wiederum zu einem großen Teil über die Pfortader der Leber zurück zur Entgiftung. Der Teufelskreis zwischen geschädigtem Darm und überforderter Leber ist geschlossen und wird zu einem einzigen großen Störfeld für den gesamten Organismus. Blähbauch, Eingeweidesenkung, Fettleibigkeit des Bauches, gestörte Stuhlentleerungen, Hämorrhoiden und Stoffwechselstörungen des Cholesterins und der Fette und des Harnsäurezyklus sind die Folge und tragen zur Arteriosklerose beziehungsweise zu rheumatischen Beschwerden bei.

Wir können deshalb den Cholesterin- und Harnsäuregehalt des Blutes als Ausdruck dieser Stoffwechselschuld werten, weit bevor sie die erlaubten Normgrenzen überschreiten. So sind der Cholesterin- und der Harnsäurespiegel wertvolle Parameter, die dem Patienten und dem behandelnden Arzt zeigen, ob die Ernährungsumstellung erfolgreich und konsequent genug durchgeführt worden ist.

Die Hämorrhoiden sind ein anderer Hinweis darauf, dass der oben beschriebene enterohepatische Kreislauf überlastet ist. Die Naturheilkunde betrachtet denn auch die Hämorrhoidalblutung als eine Art Ventilauslass, als ein Anzeichen dafür, dass der enterohepatische Kreislauf dringend Entlastung braucht. Aus dieser Sicht sollte man sie nicht operieren. Bei richtig durchgeführter Ernährungsumstellung heilen sie in aller Regel völlig aus.

Die Aufgaben der Leber

Sie sind so vielseitig, dass man in Staunen und Bewunderung gerät, je mehr man sich mit ihnen befasst. Dabei dürften, wie man vermutet, noch gar nicht alle Funktionen bekannt sein. Die Leber ist zweifellos ein zentrales Lebensorgan. Ihre Lage – im oberen Teil des Bauchraumes ans Zwerchfell angelehnt – bedingt, dass sie in geschwollenem Zustand auf das Zwerchfell drückt und so die Atmung beengen und gegen das Herz drücken kann. Ebenso kann sie auf den Magen, den Darm, die Gallengänge und auf die großen Bauchgefäße drücken. Eine Entzündung im Gebiete um die Leberpforte (Leberhilus), etwa im Bereiche der Gallenblase, des Gallengangs, des Zwölffingerdarms (duodenum) oder des Magens, kann in dem offenen Kanalsystem, das diese Organe miteinander verbindet, von einem zum anderen Organ übergreifen. Darum wird dieses Gebiet unter Ärzten auch als „Wetterecke" bezeichnet. Wie ganz allgemein beim Heilen, muss hier ganz besonders die Gesamtheit, die Harmonie in der Zusammenarbeit und die Abhängigkeit aller Teile voneinander im Auge behalten werden. Sonst kann das erstrebte Endziel nicht erreicht werden. Darauf wird noch im Einzelnen zu reden sein.

Nun folgt eine kurze Übersicht der Aufgaben der Leber.

Sekretbildung:
Galleproduktion

Aufgaben im Stoffwechsel:
1) Kohlenhydratstoffwechsel: Überführung der Kohlenhydrate aus dem Darm in eine einheitliche Form (Glykogen).
2) Eiweißstoffwechsel: Aminsosäurenabbau, Harnstoff- und Harnsäurestoffwechsel.
3) Fettstoffwechsel: Durch Aussonderung der Galle wird die Spaltung und Resorption der Fette aus dem Darm möglich. Die Leber kann überflüssige Fette in Zuckerstoffe umwandeln.
4) Mineralstoffwechsel: Regulation des Säure-Basengleichgewichts.
5) Wasserhaushalt: Im Zusammenspiel mit den Hormondrüsen und der Niere.
6) Wärmehaushalt, Wärmeerzeugung.
7) Vitaminsynthese (Vitamine der B-Gruppe, D, A, K)

Speicheraufgaben:
1) Vitaminspeicherung
2) Eisen- und Kupferspeicherung (Blutbildung)
3) Speicherung weiterer Faktoren für die Blutbildung
4) Glykogenspeicherung (Glykogen, auch als tierische Stärke bezeichnet, ist eine speicherbare Form der Kohlenhydrate)
5) Fettspeicherung
6) Eiweißspeicherung

Entgiftungsaufgaben:
Nahrungsgifte und Bakteriengifte werden in der Leber abgebaut.

Regulation der Empfindlichkeits- und Abwehrreaktionen auf schädigende Nahrungs- und Umwelteinflüsse, Vernichtung von Krankheitserregern bei Infektionen durch Viren, Bakterien oder Pilze, Regeneration und Reparation geschädigter Gewebe:
Die Leber ist besonders reichhaltig an dem hierauf spezialisierten, die Abwehrzellen bildenden Bindegewebe, dem sogenannten Retikulo-endothelialen System. Dieses ist im ganzen Körper verbreitet, besonders aber im Knochenmark, in der Leber, der Milz und dem Thymus.

In der Embryonalzeit entsteht die Blut- und Abwehrzellbildung vorerst in der Leber, der Milz und im Thymus. Erst kurz vor der Geburt übernimmt hauptsächlich das Knochenmark diese Aufgabe. Die Milz spezialisiert sich auf das Einfangen und Abbauen alt gewordener Blutzellen. Der hinter dem Brustbein gelegene Thymus ist das Ursprungsorgan der Lymphzellbildung und damit des Abwehrsystems.

Zum Retikulo-endothelialen System gehören also alle Zellen des Blutes und des Abwehrsystems. Obschon im Körper verteilt, reagiert es stets als Ganzes. Darum wirkt sich eine Schädigung der Leber immer empfindlich auf die Blutbildung und auf das Immunsystem des Organismus aus.

Aufgabe bei der Blutgerinnung:
1) Erzeugung des Gerinnungsfaktors Fibrinogen
2) Erzeugung des Gerinnungsfaktors Prothrombin
3) Erzeugung von Blutplättchen

Regulation des Blutvolumens:
Blutspeicherung

Hormonale Aufgabe:
Es besteht eine Zusammenarbeit der Leber mit den Nebennieren und den Eierstöcken, die teils noch ungeklärt ist.

Wir greifen nun aus der Vielfalt einige weitere Aufgaben heraus, die besonderer Erwähnung bedürfen.

Der Kohlenhydratstoffwechsel:
Die Leber speichert Zucker, indem sie die Zuckermoleküle zu Ketten verbindet (polymerisiert). Es entsteht Glykogen (tierische Stärke). Die Leber kann überschüssige Nahrungsfette und -eiweiße in Zucker umwandeln und als Glykogen speichern. Der Glykogenspeicher der Leber ist für die ständige Verfügbarkeit von Traubenzucker (Glukose) überlebenswichtig. Ohne ihn würde das Gehirn innert drei Minuten zugrundegehen. Auch für die Funktion der Leberzellen selbst ist dieser Vorrat lebenswichtig.

Ist der Glykogenvorrat ungenügend, wie dies in Hungergebieten vorkommt, so wird der Organismus anfällig für Infekte und ist gegen Degeneration und Vergiftung ungenügend geschützt.

Die besten Glykogenspender sind Nahrungsmittel, deren Zuckergehalt langsam freigesetzt wird, wie Obst und ungekochtes Vollgetreide. Der natürliche Fruchtzucker bildet viel besser Leberglykogen als Industrie- und Traubenzucker, denen die Vitalstoffe fehlen. Bei kurzdauernden sportlichen Spitzenleistungen ist es deshalb ratsam, kurz vor dem Start einen raschwirksamen Kohlenhydratspender einzunehmen. Hierzu eignet sich also Dörrobst oder Honig besser als Traubenzucker.

Bei Muskelarbeit baut die Leber Glykogen ab, um es als Traubenzucker den Muskelzellen zur Verfügung zu stellen. So erhält sie bei Körperarbeit den Zuckerspiegel des Blutes aufrecht. Verarmt aber die Leber an Glykogenreserven, so ist die Zuckerregulation gestört. Unerwünschte Schwankungen des Blutzuckerspiegels treten auf. Diese haben Regulationsstörungen im vegetativen Nervensystem und in den innersekretorischen Drüsen (Hormondrüsen), der Hypophyse, der Nebenniere, der Schilddrüse, der Eierstöcke usw. zur Folge. Blutzuckerbelastungskurven sind deshalb in der Diagnostik der Leberkrankheiten von großer Bedeutung. Die gestörte Speicherfunktion der Leber kann eine Zuckerkrankheit vortäuschen.

Der Eiweißstoffwechsel:
Die Leber baut aus den Aminosäuregemischen der Nahrungseiweiße körpereigenes Eiweiß auf. Im Blut zirkuliert es als Plasmaalbumin. Dieses ist sozusagen die Transportform des Körpereiweißes und wird von der Leber auf einem konstanten Plasmaalbuminspiegel gehalten. Alle Körperzellen holen sich aus dem Plasmaalbumin ihren eigenen Bedarf. Im Hungerzustand gibt die Leber ihre Eiweißreserven her. Danach erst beginnt der Abbau von Körpergewebe, um den Eiweißspiegel aufrecht zu erhalten.

Der gleiche „Selbstverzehr" des Körpers findet statt, wenn die Leber erkrankt und nicht mehr in der Lage ist, Eiweiß aufzubauen. Die Eiweißkonzentration im Blut sinkt dann langsam ab. Will man solchen Kranken helfen, so wird meistens versucht, durch eine eiweißreiche Ernährung den Verlust auszugleichen oder den Mangel mit der Infusion von Plasmaalbumin zu beheben. Die erste Maßnahme ist kaum, die zweite dagegen kurzfristig und vorübergehend wirksam.

Einen anderen Weg schlägt die Bircher-Benner Therapie vor, der inzwischen von einer Reihe anderer Kliniken und Ärzte übernommen worden ist. Er geht davon aus, dass eine entzündliche oder degenerativ erkrankte Leber, die ihrer normalen Aufgabe nicht mehr gewachsen ist, zu ihrer dringend notwendigen Regeneration vor allem der Schonung, statt vermehrter Belastung bedarf.

Dabei wird zur Schonung der Leber die Nahrungsmenge reduziert und der Eiweißgehalt klein gehalten, unter Beschränkung auf jene Eiweißarten, die den Stoffwechsel der Leber so wenig als nur möglich belasten.

Dabei kommt es auf die Aminosäurenzusammensetzung des Eiweißes an. Ein solches Eiweiß ist das Casein, das in Form von Magerquark, Buttermilch oder natürlichem Frischjoghurt in sorgsam gewählter Menge am besten verdaulich zur Verfügung steht, zusammen mit dem vegetabilen Eiweiß von grünen Blättern, Kartoffeln und Vollgetreide.

Das Caseineiweiß der Milch enthält leberschützende Faktoren, die der Verfettung und dem Absterben der Leberzellen entgegenwirken. Fleisch und andere konzentrierte Eiweißkost würde eine viel größere Stoffwechselbelastung für die Leber bedeuten und wird deshalb mindestens für die Dauer der Behandlung an der Bircher-Benner Klinik ganz weggelassen. Wir beobachten immer wieder, dass Leberkranke, die sich bei vorwiegender Fleischkost nicht erholt hatten, bei laktovegetabiler Diät mit reichlicher Pflanzenfrischkost unvermittelt aufblühen. Aus ähnlicher Auffassung wie Bircher-Benner wendeten andere Kliniken und Ärzte während akuten Lebererkrankungen statt der „Eiweißmast" von 130–200 g/Tag kohlenhydratreiche, fettarme Kost an, so die ehemalige Eppingerklinik in Wien, die Kliniken Heilmeiers und Kalks und die Badadrieklinik in Kanada, wo bei akuter Hepatitis die Eiweißzufuhr auf 30 g pro Tag reduziert wurde.

Man darf aber nicht vergessen, dass ein Übermaß aller anderen Nahrungsstoffe die Leber zusätzlich belastet. Darum kann nur mit einer Leistungsökonomie, das heißt mit einer Nahrung, die der Leber keine überschüssigen Nahrungsstoffe anbietet, sondern nur gerade diejenigen, derer der Organismus unbedingt bedarf, die beste Stoffwechselleistung der kranken Leber erreicht wird.

Zusammenfassend lässt sich sagen, dass 50–70 g Eiweiß pro Tag bereits reichlich sind und dass die Eiweißzufuhr bei einer akuten Lebererkrankung zur Schonung der Leber bei geeigneter Auswahl der Nahrungsmittel im oben erwähnten Sinne auf 40–25 g/Tag reduziert werden darf. Im akuten Zustand ist außerdem Fett ganz zu vermeiden, und die Fruchtzuckerzufuhr soll in erster Linie durch Frischobst, Frischgemüse und Honig erfolgen.

Die extrem Hungergeschädigten des zweiten Weltkrieges zeigten nicht – wie zuerst angenommen wurde – einen ausschließlichen Eiweißmangel, sondern einen Mangel an sämtlichen Nahrungsfaktoren, wobei das Fehlen von Spurenelementen und Vitalstoffen, von Mineralien und Kohlenhydraten das Versagen der Leber und damit die Gefährdung des Lebens verursacht hatte.

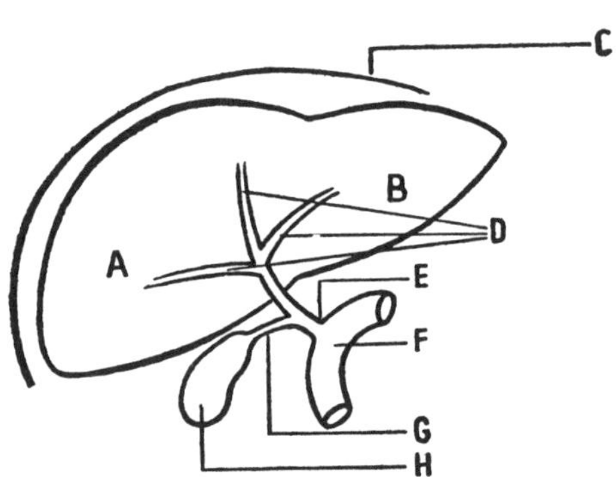

Schematische Darstellung der Leber, Gallenblase und Gallengänge

A = Rechter Leberlappen
B = Linker Leberlappen
C = Zwerchfell
D = Sammelkanäle für Leber-Galle
E = Großer Gallengang
F = 12-Fingerdarm
G = Gallenblasengang
H = Gallenblase

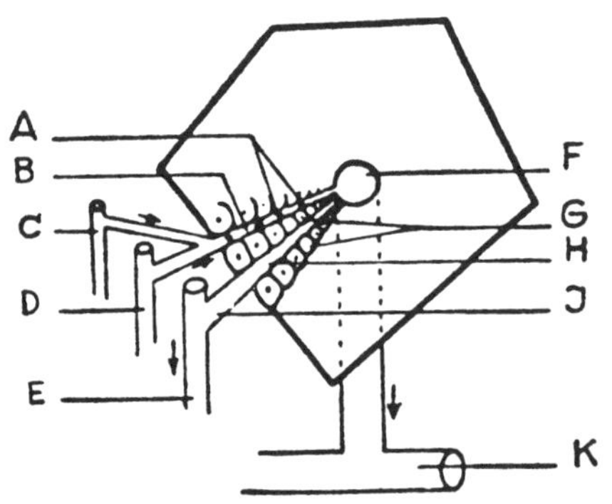

Schematische Abbildung eines Leberläppchens nach Movill

A = Kupffer'sche Zelle
B = Blutkapillare
C = Zweig der Leberarterie
D = Zweig der Poctralvene
E = Gallengang
F = Zentralvene
G = Leberzellen
H = Kleiner Gallengang
J = Kanal von Hernig
K = Zweig der Vene

Wissenschaftliche Grundlagen der Ordnungstherapie der Leber-Gallenkrankheiten

Laboratoriumsuntersuchungen an unserer Klinik (Liechti-v. Brasch et al., 1956; Kunz, 1948) belegten, dass der Serumalbuminspiegel bei unserer Diät in aller Regel nicht weiter sinkt, sondern meist langsam ansteigt. Dabei wurde die Nahrungsmenge insgesamt knapp bemessen. Der Eiweißgehalt betrug 30–50 g/Tag. Die Zusammensetzung der Aminosäuren wurde dem Bedarf möglichst genau angepasst. Die Diät war fettarm und reich an roher pflanzlicher Frischkost. Der Verlauf des Serumalbumins während der Behandlung ist dafür Gewähr, dass der Körper nicht weiter an Eiweiß verarmt, sondern dass die Leberfunktion sich erholt (Bircher-Benner, 1937; Kunz, 1948; Liechti-v. Brasch und Kunz, 1956; Liehti-v. Brasch, 1970; 1979).

Bohn und Runge (1938) bestätigten 1938 die positive Wirkung der Rohkosttherapie bei Leberzirrhose und Aszites (Flüssigkeitsansammlung im Bauchraum). Prophylaktisch empfahlen sie pflanzliche Frischsäfte, auch bei frisch abgelaufenen akuten Lebererkrankungen (Hepatitis), die erfahrungsgemäß in eine Leberzirrhose übergehen können. Auch bestätigte die Birchersche Erfahrung, dass die Rohkosttherapie die für die Leberkranken so entscheidende Alkoholabstinenz wesentlich erleichtert (Kollenbach, 1974).

Von überzeugenden Therapieerfolgen mit dieser Behandlung bei schwersten Formen der Leberzirrhose berichteten Friedrich und Peters (1939). Sie sprachen dabei von einer „geradezu rettenden Wirkung einer im höchsten Gefahrenmoment bei trübster Prognose eingeleiteten Rohkosttherapie". Zur Erklärung der günstigen Frischkostwirkung bezogen sie sich auf Untersuchungen Eppingers (1938, 1939) und Kaunitz (1936) über die Transmineralisationswirkung der Rohkost, sowie von Noorden (1929), der die Rohkost als antiphlogistische Therapie (entzündungshemmende Therapie) einstufte. Übereinstimmend mit Bircher-Benner ergänzten Friedrich und Peters (1939) die Rohkosttherapie bei Lebererkrankungen mit physikalischen Maßnahmen und einer Fokalsanierung (Beseitigung von Herden, Störfeldern im Organismus). Wie Eppinger, Bohn und Runge forderten sie prophylaktisch die gleichen Behandlungsansätze auch bei akuten Leberparenchymerkrankungen (Erkrankungen der Leberzellen, wie z.B. die Hepatitis) (Kollenbach, 1974).

Mit dem Wissen über die molekularbiologischen Grundlagen betreffend die Speicherung überschüssiger Nahrungsstoffe in der Grundsubstanz des weichen Bindegewebes und damit der Verlegung der Transitstrecke zwischen den Zellen und deren umgebenden Strukturen (Pischinger, 1990) wird erst verständlich, dass bei der Adipositas (Fettleibigkeit) eine massive Ernährungs- und Stoffwechselstörung der Gewebe und der Leber vorliegt. Eigentlich ist der adipöse Mensch in einem ständigen Hungerzustand, einem Teufelskreis, in dem er aus Hungergefühl isst, um seinen Hunger zu beseitigen, damit aber gerade das Gegenteil bewirkt: eine weitere Überforderung der Leberleistung und Verlegung der Grundsubstanz mit noch stärkeren zellulären Stoffwechseldefiziten, denn er isst nicht nur zu viel, sondern vor allem falsch. So hat es sich gezeigt, dass die Adipositas nicht mit Kalorienreduktion, sondern mit Rohsaftkuren und anschließender Rohkosttherapie während neun Monaten bei freier Nahrungsmenge erfolgreich und dauerhaft behandelt werden kann (Bircher-Benner, 1933, 1938).

Bedeutend im Teufelskreis des Adipositaskranken ist aber zudem die Darmdysbiose (die gestörte Darmflora) mit der damit verbundenen Schwächung der Leber und des enterohepatischen Kreislaufs (Bircher-Benner, 1933, 1938). Derzeit tut sich in der Adipositasforschung wenig. Wadden et al. erreichten mit einer ansatzweise ordnungstherapeutischen Betreuung, einer begleiteten Umstellung des „Lebensstils" eine wenigstens um 10% anhaltende Gewichtsreduktion und beobachteten dabei eine signifikante Besserung der Blutdruckwerte und des Serumcholesterins. Astrup et al. berichteten 1990, dass sich mit Ballaststoffzugaben zu einer hypokalorischen Diät üblicher Art bereits die Hungeranfälle und die Obstipation (Verstopfung) beseitigen ließen.

Die Leber ist das Schlüsselorgan für die Regulierung der Blutspiegel der Fette und des Cholesterins. Diese Spiegel sind Ausdruck des Stoffwechsels der Leber. Zur Senkung des Cholesterinspiegels mit diätetischen Maßnahmen gibt es eine Vielzahl von Studien (Barlow et al., 1990; Watts et al., 1992 u. v. a.). Sie sind in der medizinischen Fachwelt wegen des Herzinfarktrisikos von großem Interesse. 1988 wurde in den USA das NCEP (National Cholesterol Education Program) publiziert, nachdem viele Studien den Nutzen einer Lipidsenkung gegen das Herzinfarktrisiko belegt hatten. Resultate aus dem großangelegten „Coronary Primary Prevention Trial" hatten die berühmte 2:1 Relation geltend gemacht, was besagt, dass eine Cholesterinreduktion um 1% eine Verminderung des Risikos für eine koronare Herzkrankheit um 2% bewirkte. Die Diätvorschriften der AHA (American Heart Association) wurden diesen Studien angepasst (Bae, 1991). Die Helsinki-Herzstudie zeigte dann, dass eine zusätzliche Erhöhung der HDL (High-density Lipoprotein)-Cholesterinwerte dieses Resultat noch verbessert. Dass Faserstoffe wie Kleie oder Psylliumsamen lipidsenkend wirken, wurde ebenfalls mehrfach gezeigt (White, 1992; Keenan et al., 1991; Cara et al., 1991; Bell et al., 1990; Neal et al., 1990; Levin et al., 1990 u. a.).

Eine positive Wirkung der ungesättigten Fettsäuren (Omega-3-Fettsäuren) wurde mehrfach belegt (Skuladottir et al., 1990 u. v. a.). Gans et al. (1990) konnten zeigen, dass durch Omega-3-Fettsäuren die Blutviskosität dadurch verbessert wurde, dass die roten Blutkörperchen ihre Verformbarkeit zurückerhalten. Bei Nephrose (Eiweißverlust im Harn durch einen Basalmembranschaden an den Nierenkapillarschlingen) besteht eine starke Erhöhung der Blutfette, als Ausdruck der Regulationsstörung des gesamten Leberstoffwechsels. D'Amico et al. (1991) konnten zeigen, dass bei diesen Patienten eine drastische Eiweißreduktion in der Diät das Serumcholesterin senkt.

Betrachten wir diese Einzelwirkungen gemeinsam, so weisen sie alle in die Richtung einer vegetabilen Diät. So gibt es denn auch eine größere Zahl von Arbeiten, die belegen, dass eine vegetabile, an tierischen Produkten stark reduzierte Ernährung zur Lipidsenkung am wirksamsten ist (drei Arbeiten von Singh et al., 1992, a,b,c; Yinnon et al., 1992; Sciarrone et al., 1992; Bernard, 1991 u. a.). Melchert et al. (1987, veget. Studie 5) untersuchten die Unterschiede des gesamten Lipidstatus bei 62 weiblichen und 40 männlichen Vegetariern, verglichen mit einer omnivoren Kontrollgruppe. Vor allem wurden die ungesättigten Ölsäuren bei den Vegetariern vermehrt aufgenommen. Die Fettsäurezusammensetzung der Cholesterinester, Triglyceride, der freien Fettsäuren und des Phosphatidylcholins wurde analysiert. In all diesen Fraktionen widerspiegelte das Fettsäureprofil die diätetische Lipideinnahme. Palmitol, Vaccenyl- und Docosahexoaenylsäure blieben bei den Vegetariern bemerkenswert tiefer im Serum. Der größte Unterschied wurde für die Linolsäure in allen Lipidklassen gemessen, besonders in Di- und Triglyceriden.

Wo diese damals neuen Erkenntnisse therapeutisch konsequent genutzt wurden, wirkten sie sich durch die Besserung des Leberstoffwechsels denn auch drastisch auf das Risiko, an einer koronaren Herzkrankheit zu sterben, aus: Eine dramatische diätetische Reduktion des LDL-Cholesterins und des Gesamtcholesterins hatte eine Verminderung der Erkrankung an koronarer Herzkrankheit um 35% und eine Verminderung des Bedarfs an chirurgischen Eingriffen an den Herzkranzgefäßen um 2/3 bewirkt. Das „Coronary Drug Project" und der „Multiple Risk Factor Intervention Trial", zwei großangelegte Prospektivstudien, hatten die Langzeitwirkung einer Lipidsenkung belegt. Zwei weitere große Studien bewiesen die Wirkung der diätetischen Lipidsenkung auch angiographisch (CLAS: Cholesterin-Lowering Atherosclerosis Study und FATS: Familial Atherosclerosis Treatment Study). In der FATS-Studie wurde zusätzlich gezeigt, dass eine bereits vorhandene Arteriosklerose der Koronararterien sich unter einer konsequenten lipidsenkenden Diät teilweise zurückbilden kann (vgl. Zusammenfassung: Gotto, 1991). Bei all diesen positiven Resultaten muss bedacht werden, dass eine drastische Lipidsenkung nur durch eine sehr starke Einschränkung der tierischen Nahrung möglich ist, sodass diese Studien sich keineswegs bloß auf das Cholesterin beziehen können. Wood et al. (1991) zeigten bei übergewichtigen Männern und Frauen, dass die Wirkung der diätetischen Lipidsenkung auf das koronare Herzrisiko durch regelmäßiges körperliches Training deutlich verbessert werden konnte.

Einen Durchbruch bedeutete schließlich die von Ornish et al. (1990) an der Universität San Francisco durchgeführte prospektive, randomisierte, kontrollierte Studie zum Einfluss der Ernährung und des „Lebensstils" auf die Koronarsklerose. Während eines Jahres wurden 28 Patienten mit einer ausgeprägten Koronarsklerose wenigstens teilweise ordnungstherapeutisch behandelt. Sie ernährten sich rein vegetarisch mit sehr geringem Anteil an gesättigten Fetten und enthielten sich vollständig vom Rauchen. Zusätzlich erhielten sie ein gewisses Entspannungstraining sowie eine Anleitung zu einem angepassten körperlichen Training. Lipidsenkende Medikamente wurden keine verabreicht. Die Kontrollgruppe umfasste 20 vom Alter und Geschlecht und vom Koronarangiographiebefund her betrachtet genau vergleichbare Patienten (Einengung des Gefäßquerschnittes um 40%). Die Kontrollgruppe wurde nach allen üblichen Empfehlungen der American Heart Association behandelt. Nach einem Jahr wurde erneut angiographiert. Dabei wies die Ordnungstherapiegruppe einen deutlichen Rückgang der Beschwerden und eine Erweiterung des Gefäßquerschnittes von durchschnittlich 40% auf 37,8% (Rückgang der Verengung) auf, während die Kontrollgruppe eine weitere Einengung von durchschnittlich 42,7 auf 46,1% und eine deutliche Zunahme der Beschwerden erlitten hatte.

Diese hervorragende Arbeit demonstriert eindrücklich die große Bedeutung der Ernährung für den Leberstoffwechsel und damit für das Blutlipidprofil und deren direkten starken Einfluss auf die Arteriosklerose. Sie belegt sehr deutlich die an der Bircher-Benner Klinik seit vielen Jahrzehnten gemachte Erfahrung, dass sich durch die geeignete diätetische Umstellung die Gewebe entschlacken und bereits verengte Gefäße sich wieder öffnen können. Auch Dougall et al. berichteten 1995 über die rasche Reduktion des Cholesterinspiegels bei fettarmer, strikt vegetarischer Diät.

Die fettige Degeneration (Fettleber) ist oft mit allgemeiner Übergewichtigkeit verbunden (Metabolisches Syndrom). Adventistische Jugendliche (Vegetarier) sind wesentlich weniger adipös als omnivore Vergleichsgruppen (Ritter et al., 1995). Vegetarier haben nur das halbe Mortalitätsrisiko an allen ernährungsabhängigen chronischen Krankheiten und im Besonderen an Krebs und Herz-Kreislaufkrankheiten (Chang et al., 1992 und 1993). Dasselbe wurde bereits 1990 in Berlin belegt (Rottka, 1990).

Die Fettleber kann bei Alkoholabstinenz mit Gewichtsreduktion und Körpertraining gebessert werden (Rich, 1996; Park et al., 1995; Ueno et al., 1997). Bei geeigneter Diät treten auch bei rascher Gewichtsabnahme adipöser Patienten mit Fettleber keine Gallensteine auf (Heshka et al., 1996). Bei Zöliakie (Malabsorption mit Nahrungsmittelallergie) findet man oft eine Fettleber (Christi et al., 1999; Zippelius et al., 1999). Diese Arbeiten demonstrieren deutlich die toxische Belastung der Leber über die Überforderung des enterohepatischen Kreislaufs (Vergiftung der Leber durch Toxine aus dem Darm).

Das Risiko, an Gallensteinen zu erkranken, erhöht sich mit größerem Körpergewicht (Zapata et al., 2000). Dabei entsteht eine Trägheit der Gallenblase. So stellten auch Portincasa et al. (2000) bei Gallensteinleidenden eine trägere Gallenblase fest. Dies ist auch nach Magenoperationen der Fall (Hahm et al., 2000). Tandon et al. (1996) fanden bei einer groß angelegten Untersuchung in New Delhi, dass alle Gallensteinträger einen stark erhöhten Anteil an Kohlenhydraten und die Männer zudem an gesättigten Fetten in der Nahrung hatten. Die Triglyceridspiegel im Blut waren bei allen Gallensteinpatienten stark erhöht.

In der Galle adipöser Menschen finden sich Cholesterinkristalle. Je langsamer die Passage im Dickdarm, desto eher gibt es Gallensteine, was auf die veränderte Gallensäureresorption zurückgeführt wird (Thomas et al., 2000). Auch bei fehlernährten Kindern kommen Gallensteine vor, die sich bei geeigneter Diät wieder auflösen (Bruch et al., 2000). Tseng et al. (2000) zeigten, dass mexikanische Männer bei hohem Gemüseanteil in der Nahrung ein nur halb so großes Risiko hatten, an Gallensteinen zu erkranken. Hohe Insulinspiegel, wie man sie bei starkem Konsum an Zucker und Weißmehlspeisen findet, erhöhen das Gallensteinrisiko (Ruhl et al., 2000). Eine sitzende Lebensweise und eine Ernährung, die reich ist an tierischen Fetten, an Zucker und Weißmehl, anderseits arm an Obst, Gemüse und pflanzlichen Ölen, führt wesentlich häufiger zu Gallensteinen (Misciagna et al.,1999; Everhart, 1998; Caroli et al., 1998; Attili et al., 1998). Socha et al. (1998) zeigten bei Kindern mit Cholostase, dass der Gehalt an ungesättigten pflanzlichen Ölsäuren von bedeutendem Einfluss auf den Gallenfluss ist. Bei Diätfasten adipöser Menschen treten nur Gallensteine auf, wenn die kalorienreduzierte Diät gesättigte Fette enthält (Festi et al., 1998). Vezina et al. (1998) zeigten aber unter anderen, dass der Fettgehalt der Diät nicht immer der einzige Risikofaktor für Gallensteine beim Diätfasten ist.

Ernährungsempfehlungen bei Leberzirrhose und chronischer Hepatitis sind in der medizinischen Fachwelt widersprüchlich geblieben: Corrao et al. (1995) vermuten, dass ein hoher Lipid- und geringer Eiweiß- und Kohlenhydratanteil in der Diät und Alkohol den Verlauf sehr ungünstig beeinflussen. Andere Autoren empfehlen eine höhere Eiweißzufuhr (Nielsen et al., 1995). Eine „Mastdiät" ist aber bei Zirrhosepatienten wirkungslos (Campillo et al., 1997). Wieder andere Autoren empfehlen eine Zugabe verzweigtkettiger Aminosäuren (Watanabe et al., 1996). Im Ganzen herrscht therapeutische Unsicherheit, mit Ausnahme der Möglichkeit einer Indikation zur Lebertransplantation. Diese kann auch bei Kindern erfolgreich sein (Shephard, 1996).

Das Risiko, an einem Karzinom der Gallenblase oder der Gallenwege zu erkranken, ist bei zuckerreicher Ernährung deutlich erhöht, wobei die Mono- und Disaccharide am ungünstigsten sind. Gemüse und Früchte wirken dagegen – epidemiologisch betrachtet – als Schutzfaktoren (Moerman et al., 1995). Auch eine Zugabe von Faserstoffen zur Nahrung verbessert bereits den Glukosestoffwechsel der Leber (Laurent et al., 1995).

Das Problem der geringen Alkoholmengen

Die Schädlichkeit „geringer" täglicher Alkoholmengen ist derzeit umstritten. Bekannt geworden sind Studien, die zeigen, dass Menschen bei geringem Weinkonsum (ca. 2 Gläschen Wein/Tag = ca. 30 g Reinalkohol/Tag) etwas weniger häufig an den Folgen einer koronaren Herzkrankheit sterben als Abstinenten und Menschen, die mehr Alkohol tranken. Die durchschlagende Publizität eines solchen Resultates ist verständlich, da es der täglichen Gewohnheit schmeichelt. So entstand denn besonders in Weinanbaugebieten eine allgemeine Empfehlung vieler Ärzte an ihre Patienten. In Ländern wie Frankreich, wo regelmäßig Wein getrunken wird, lässt sich auch die Abhängigkeit der koronaren Herzkrankheit von den Blutfetten (Cholesterin) viel weniger eindeutig nachweisen. Man spricht dabei vom „französischen Paradoxon". Jedoch erhöhen schon relativ geringe Alkoholmengen (42 g Reinalkohol/Tag) den Cholesterinspiegel bedeutend (Gupta et al., 1994).

Man darf nicht vergessen, dass Menschen, die zur Mahlzeit „etwas" Wein konsumieren, in aller Regel meistens wesentlich mehr als 30 ml Reinalkohol/Tag zu sich nehmen. Bedeutenden Interpretationsproblemen unterlag eine italienische Studie (Attili et al., 1998).

Tsugare et al. (1992) zeigten denn auch in einer 7 Jahre dauernden japanischen epidemiologischen Prospektivstudie, dass die Hintergrundcharakteristiken wie Rauchen, Ernährung u. a. der „moderate-drinkers" wesentlich günstiger waren als jene der Abstinenten und jener, die mehr Alkohol konsumierten.

In einem behutsam abwägenden Editorial im Journal of the American Medical Association wird das Problem genau unter die Lupe genommen (Gisling, 1994). In einer Tabelle werden alle Personen aufgezählt, denen auch ganz geringe Mengen Alkohol nachgewiesenermaßen schaden: Menschen mit Alkoholproblemen in der Blutsverwandtschaft (familiäres Risiko des Alkoholismus), schwangere Frauen und Menschen, die an Krankheiten der Leber, der Bauchspeicheldrüse, an Herzschwäche, an zu hohen Bluttriglyceridwerten, an degenerativen Nervenkrankheiten und gewissen Blutkrankheiten leiden. Hier werden „kleinste Mengen" als schädlich bezeichnet und auch vor dem Alkoholgenuss geringster Mengen vor der Arbeit oder dem Autofahren dringend abgeraten. Tatsächlich wurde die erhöhte Unfallgefahr an Maschinen und Fahrzeugen und eine verminderte geistige Leistungsfähigkeit nach geringen Alkoholdosen vielfach nachgewiesen (Lancet-Leitartikel, 1973; Whitby et al., 1994; Waagh et al., 1989; Parker et al., 1974; Voytechovsky et al., 1970). Wenn man sich überlegt, dass heute die Menschen praktisch täglich ein Auto lenken oder Maschinen bedienen, wird die Empfehlung der „geringen Alkoholmengen" äußerst problematisch.

Wannametzee et al. vom Royal Free Hospital in London belegten 1992 an großen Patientenzahlen, dass Menschen, die an Angina pectoris leiden, viel eher an einem plötzlichen Herztod sterben als Abstinenten, sobald sie auch nur ganz geringe Mengen Alkohol konsumieren.

Alkohol bewirkt einen Sauerstoffmangel in den Leberzellen, der auch in geringer täglicher Menge die fettige Degeneration der Leberläppchen fördert (Sherman et al., 1994). Bei Ratten führen regelmäßige kleine Alkoholdosen zu einem Gallenrückfluss in die Bauchspeicheldrüse und zu Bauchspeicheldrüsenentzündung (Jalovara, 1988). Simsek et al. (1990) fanden bei ähnlichen Versuchen Fettstoffeinlagerungen in der Bauchspeicheldrüse und ungünstig veränderte Blutfettwerte. Ähnliche Stoffwechselveränderungen wurden in den letzten 25 Jahren vielfach am Menschen nachgewiesen (Webster, Baum et al., 1975 u. v. a.).

Ebenfalls vielfach nachgewiesen ist die Erhöhung des Risikos für die meisten Krebsarten durch Alkoholkonsum. Sie wird teilweise mit der schwächenden Wirkung des Alkohols auf das zelluläre Immunsystem in Zusammenhang gebracht. Das erhöhte Risiko für Magengeschwüre, Schlafstörungen, Lungenemphysem und viele andere Krankheiten kann hier nicht weiter ausgeführt werden.

Gallensteine sind bei alkoholkonsumierenden Menschen häufiger als bei Abstinenten (Tseng et al., 2000; Jayanthi et al., 1998; Attili et al.; 1998).

In größerer Menge führt Alkohol bekanntlich oft zu einer toxischen Leberentzündung. Deren Prognose ist besonders ernst, da sie in der Regel zu einer raschen Fibrosierung, zur Leberzirrhose führt (Cabré et al., 2000). Zudem erkranken Menschen mit größerem Alkoholkonsum häufiger an einer Hepatitis C als Abstinenten (Lieber, 2000).

Wir sehen, dass sich in der Forschung über den Einfluss der Ernährung auf die Leber-Gallenkrankheiten einiges tut. Ein eigentlicher Durchbruch der Erkenntnis, wie dieser für die Koronarsklerose eingetreten ist, wurde aber noch nicht erreicht. Zurzeit tut sich viel mehr in der Erforschung der Ernährungsursachen der Krebskrankheit.

Die verschiedenen Krankheitsformen des Leber-Gallensystems

Das allgemeine Erscheinungsbild der versagenden Leberfunktion und erste Maßnahmen

Der an der Leber akut schwer Erkrankte braucht ausnahmslos strenge ärztliche Überwachung oder gar Spitalpflege. Darum gehört die Beschreibung dieses Krankheitsbildes nicht in den Rahmen dieses kleinen Buches. Auch bei den leichteren chronischen Störungen ist eine sorgsame ärztliche Untersuchung und Beratung nötig, jedoch kann der Betroffene mittels der Ratschläge dieses Buches seine Heilung beträchtlich beschleunigen.

Eine gesunde Leber spürt man nicht, sie funktioniert selbstverständlich und unbemerkt.

Anders wird dies bei Leberbeschwerden. Da meldet sich ein dumpfes, drückendes Gefühl von Völle im rechten Oberbauch. Der Kranke weiß, dass er nach der Nahrungsaufnahme während einiger Zeit müde ist. Er fühlt sich unfähig, etwas zu leisten. Er bewegt sich bei diesem Druckgefühl vorsichtig und legt sich oft ungern auf die rechte Seite oder auf den Bauch. Er weiß auch, dass er auf bestimmte Nahrungsmittel „empfindlich" ist und dass er diese möglichst nur in ganz kleiner Menge zu sich nehmen darf oder sogar ganz meiden muss. Nimmt er etwas mehr zu sich, etwa bei einer Einladung oder einem Fest, so stellen sich unangenehme Folgen ein: Mächtige Blähungen gehen einer chronischen, schwer zu beeinflussenden Verstopfung voran und treten nach jeder Mahlzeit erneut auf. Die Verstopfung ist oft von plötzlichen, anfallsweisen Durchfällen gefolgt, die sich meist unter Darmkrämpfen und explosionsartig (mit viel Gas) entleeren. Oft fühlt der Kranke eine Schwellung der Leber und öfters Schmerzen, die in wellenförmigen Anfällen durch die Leber zu ziehen scheinen und an deren unterem Rand, in der Gallenblasengegend während längerer Zeit festliegen. Zugleich besteht Appetitlosigkeit, Ekel gegen Nahrung, verbunden mit dauernder ein- bis mehrtägiger Übelkeit. Die Zunge ist belegt und zeigt besonders an den seitlichen Rändern Veränderungen. Im Weiß der Augenwinkel finden sich oft typische gelbliche Verfärbungen. Auch bei normalen Bilirubinwerten kann die Haut leicht gelblich verfärbt sein, und es besteht ein unangenehmer Juckreiz (die echte Gelbsucht wird später beschrieben).

Der Kopf ist schwer und dumpf und schmerzt in Stirne und Nacken beim Aufwachen, oft auch gegen den Abend hin. Das morgendliche Erwachen wird dann oft zu einem mühsamen Kampf, die Augenlider wirken verschwollen, Hände und Füße scheinen dick und steif zu sein, und oft schmerzen Hand- und Fußgelenke und besonders die Wadenmuskulatur. Der Urin ist morgens dunkel und konzentriert, um im Laufe des Vormittags bei zunehmender Körperfrische wässrig klar zu werden und in großer Menge zu strömen (dies ist sehr typisch für die Regulationsstörung des Mineral- und Wasserstoffwechsels durch Leberschäden). Gegen den Abend wird der Leberkranke zunehmend frischer. Oft gerät er sogar in eine Art nervösen Reizzustand, der ihn nicht einschlafen und seine Gedanken wenig fruchtbar im Wirbel kreisen lässt, anstelle von Stille, Entspanntheit und echten Schlafbedürfnisses. Schöpferische Persönlichkeiten können in diesem nächtlichen Wachzustand am ehesten arbeiten, während andere Ablenkung suchen, um „die Zeit nicht durch Schlafen zu verpassen". So wird oft die Nacht zum Tage. Dies belastet aber den Stoffwechsel aufs schwerste, denn dessen Regulation ist auf den zircadianen Rhythmus ausgerichtet, und die Hormonausschüttungen sind dem Sonnenstand angepasst. Hiermit schließt sich der Ring des Teufelskreises.

An den schlechten Tagen, den sogenannten „Schüben", wird sich der Kranke aus Appetitlosigkeit von sich aus vom Essen zurückhalten. Instinktiv sucht er nach Kräutertees, Fruchtsäften, trockenem Brot, Schleimsuppe oder Getreidespeisen, alles ganz ohne Fett, bis er sich allmählich wieder etwas erholt und eine neue Belastung den nächsten Rückfall auslöst.

Auffallend ist ein vielleicht zu selten beschriebenes Warnzeichen, das wir allen leberschwachen Patienten zur Beobachtung empfehlen: Einige Tage vor einem Rückfall, d.h. vor dem neuen Versagen der Leber, geht scheinbar die Selbstkontrolle, der gesunde Instinkt, verloren. Es treten, wahrscheinlich infolge einer Verschiebung der Sekretionsverhältnisse im Magen und Darm, Gelüste nach Nahrungsmitteln auf, die eindeutig leberbelastend wirken (ähnlich den Fehlsteuerungen bei den Schwangerschaftsgelüsten). So wird plötzlich ein Heisshunger auf Schokolade wach oder auf fettige, stark gewürzte Speisen, auf fetten Käse, Speck oder Fritiertes. Gibt man diesen paradoxen Gelüsten nach, so ist der Rückfall sicher; erkennt man aber die Lage und greift mit Selbstzucht ein, so hat man gewonnenes Spiel, und die Leber ist dafür dankbar! Ein Fastentag mit Pfefferminztee, Obstsaft oder Obst (besonders Grapefruits, Beeren, Äpfel, reife Orangen) und etwas Knäckebrot mit Honig (ohne Butter) kann die Gefahr beheben. Etwas Bittertee tagsüber schluckweise, zur Anregung des Gallenflusses, die Auflage heißer Kompressen auf die Leber nach jeder Mahlzeit und die frühe Bettruhe nach einem Durchwärmungsbad (nicht überhitzend, sondern nur durchblutend) und anschließend ein Preissnitzwickel (s. Seite 37) werden die beginnende Schwellung zurückhalten. Es lohnt sich immer, so drastisch vorzugehen, denn dies verhütet zehn Tage Unbehagen und Krankheitsgefühl.

Die **Darmregulation** muss aufs strengste beobachtet werden. Am besten beginnt man einen solchen Schon- und Fastentag mit einer gründlichen Entleerung des Darmes durch ein Klistier (2–3 mal ein Liter Kamillentee). Damit werden die unteren Anteile des Dickdarmes entgiftet und der enterohepatische Kreislauf entlastet. Anschließend trinke man 1 bis 2 Wochen lang täglich 1–2 Glas Karlsbader Quellwasser morgens nüchtern. Weitere natürliche Maßnahmen zur Anregung des Darmes entnehme man dem Kapitel „Der Heilplan".

Wiederholen sich solche Rückfälle durch Jahre hindurch, so sind tiefgreifende Schäden sicher, und wird die Regelung der Diät und der Lebensgewohnheiten nicht energisch an die Hand genommen, so nützen alle künstlichen Hilfsmittel oder Kuren nichts. Dann folgen Abmagerung, Colitis (Dickdarmentzündung), eventuell Migräne, Gallensteine, Gallenblasenentzündungen mit echten Gallenkoliken und wellenförmigen Gelbsuchtszuständen. Nun verändert sich die ganze Persönlichkeit, die Stimmung, die Fähigkeit sich zu freuen, innere Sicherheit und Vertrauen gehen verloren. Ein ganzes Familienleben kann so überschattet werden, sind doch Unlust, mangelnde Initiative, Misstrauen und Depression – mehr noch

Defaitismus und schwelender Ärger die größten Feinde einer harmonischen Atmosphäre in Familien und Menschengruppen. Am Ende einer über viele Jahre verschleppten Leberkrankheit wartet die Gefahr akuten Leberversagens.

Das beschriebene Bild ist dasjenige, das wir bei chronischen Leberkrankheiten antreffen, etwa einer chronischen Hepatitis oder einer Fettleber, durch Fehl- und Überernährung oder durch chronische Gifteinwirkung, wie etwa einem regelmäßigen Alkoholkonsum oder Medikamenten oder der Einwirkung von Giftstoffen an der Arbeit u. a..

Das Leberversagen stellt sich ein, wenn die Leber nicht mehr über eine genügende Anzahl funktionstüchtiger Leberläppchen verfügt, um die lebenswichtige Stoffwechselarbeit zu leisten. Allen chronischen Leberkrankheiten droht dieser Ausgang in der Form einer Leberzirrhose, d. h. einer Umwandlung der Leber in einen bindegewebigen Vernarbungszustand.

Die Leberentzündung (Hepatitis)

Im Volksmund spricht man oft einfach von „Gelbsucht", ohne zu beachten, dass die gelbe Hautfarbe auch bei jeglichem anderem Rückstau von Galle in die Leber auftritt.

Wir unterscheiden:

Die infektiöse Hepatitis

Dabei handelt es sich in der Regel um eine Virusinfektion. Ausnahmen bilden Infektionen durch Parasiten (Malaria, Bandwürmer), Gelbfieber, Leptospiren oder Leberabszesse.

Die Virushepatitis

Die Hepatitis A
Sie wird auch „HA", „epidemische" oder „infektiöse Hepatitis" genannt. Der Erreger ist ein 27 nm großer Ribonukleinsäure-haltiger Picornavirus. Viele Infektionen verlaufen unbemerkt ab, oft in der Kindheit. Der Virus wird durch unreine Nahrungsmittel oder verschmutztes Trinkwasser von fäkal nach oral übertragen, was das Auftreten dieser „Gelbsucht" in Epidemien erklärt. Die Inkubationszeit (Zeit der Ansteckung bis zum Ausbruch der Krankheit) beträgt in der Regel 20–30 Tage. Stuhl und Blut des Kranken sind von der 2.–6. Woche nach der Infektion für andere ansteckend.

Die Zeichen vor dem Ausbruch der Krankheit (Prodromi) sind: dauernde Müdigkeit, Zerschlagenheit, Unlust, meist Depression, auffallend hartnäckige Appetitlosigkeit mit plötzlichen unmotivierten Gelüsten, meist ungewohnte, ausgeprägte Verstopfung; dazu Kopfdruck, Benommenheit, Schwindel, Ohnmachtsanwandlung durch Blutdruckabfälle. Dann bricht die Krankheit mit Fieber und ausgeprägtem allgemeinem Krankheitsgefühl aus, oft begleitet von Katarrhen, und im Verlaufe einiger Tage entwickelt sich meistens eine leichte bis schwere Gelbsucht. Hierbei werden zuerst die Augen gelb, dann die Haut. Ein lästiger Juckreiz kündigt die Reizwirkung der Gallensäuren im Blutserum an. Mit einsetzender Gelbsucht (Ikterus) fällt das Fieber und das Befinden bessert sich. Leber, Milz und Lymphknoten schwellen an, die Leber wird schmerzhaft. Die Stuhlentleerungen werden hell, blass, der Urin dunkel. In schweren Fällen kommt es zu Ohnmachtsneigung oder gar zu einem toxischen Dauerschlaf.

Die Hepatitis A geht nie in ein chronisches Stadium über und hat die beste Prognose der Leberentzündungen. Lebenslänglich finden sich Antikörper im Blut, die zuverlässig vor einer erneuten Infektion schützen.

Die Hepatitis B
„Sie wird auch „HB" oder „Serumhepatitis" genannt. Das 42 nm große Virus enthält Deoxiribonukleinsäure und eine Hülle, die bei der Immunantwort des Organismus als Oberflächen- oder „Surface"-antigen im Labortest nachgewiesen werden kann. Dieses wird auch „Australia-Antigen" genannt (HbsAG). Das HbeAG (envelope) ist ein weiteres Oberflächenantigen und das HbcAG (core) das Kernantigen des Virus. Diese Antigene dienen im Labortest dem Virusnachweis, das heißt der Bestimmung, ob ein Mensch Hepatitis B-Viren in sich trägt und sich vor der Ansteckung anderer hüten muss.

Die Ansteckung erfolgt über Blut, etwa bei Blutentnahmen, Verletzungen und Blutkontakt oder bei gegenseitigen Hilfeleistungen unter Drogensüchtigen.

Die Infektion kann aber auch durch Kontakt mit Körperausscheidungen erfolgen oder durch den Geschlechtsverkehr. Deshalb sind Menschen mit medizinischen Berufen, Kinder hepatitispositiver Mütter (40%), Dialysepatienten, Blutungskranke, Drogensüchtige und Menschen, die in homosexuellen Beziehungen leben, besonders gefährdet. Die Ansteckung erfolgt beim Kontakt mit dem Virus nicht in jedem Fall und wird durch den Antikörpernachweis (Anti HBs) bestätigt.

Die Inkubationszeit beträgt in der Regel 50–90 Tage. Der Betroffene ist so lange ansteckend, als das IgE Antigen im Blut nachweisbar ist.

Die Symptome verlaufen so, wie sie für die Hepatitis A beschrieben worden sind. Die Gelbsucht bleibt während 1–4 Wochen bestehen. Zu 90% heilt die Krankheit aus. Jeder zweihundertste Betroffene stirbt an einer akuten Zerstörung der Leber. Bei fast jedem Zehnten wird die Hepatitis B chronisch mit dem Risiko des Übergangs in eine Zirrhose (bindegewebige Zerstörung und Vernarbung der Leber).

Die Hepatitis C
Dieses Virus wird am häufigsten bei Bluttransfusionen übertragen. Die Inkubationszeit beträgt 1–5 Monate. Der Verlauf der Krankheit entspricht in etwa demjenigen der Hepatitis B.

Die Hepatitis D
Hier handelt es sich um ein Virus, das nur bei vorhandener Hepatitis B krankmachend wirken kann und deren Prognose ungünstig beeinflusst.

Die Hepatitis E
Dieses Virus findet man bei epidemischen Leberentzündungen in Indien, Afrika, Asien und Mittelamerika. Seine Übertragung und Epidemiologie entsprechen etwa der Hepatitis A.

Interessant ist, dass die Hepatitisviren Leberzellen nicht direkt schädigen können (Harrisons, 1995). Manche Autoren denken an eine Zellschädigung durch die Immunantwort des Organismus. Versuche von Mikhailova (1986) zeigten aber, dass die Hepatitis direkt durch Quarzglas hindurch übertragen werden kann, ohne jegliches Einwirken der Viren, und zwar nur durch UV-Licht durchlässiges Quarzglas. Dieser russische Forscher konnte nachweisen, dass die Übertragung durch Photonen-Lichtspektren im UV-Bereich erfolgt und nicht durch das Virus. Hier stehen die Wissenschafter also noch vor faszinierenden Rätseln.

Die allgemeine Behandlung der Hepatitis wird im Kapitel „Der Heilplan" beschrieben.

Die medikamentöse Therapie der Hepatitis

Die Geschichte der medikamentösen Therapie dieser Krankheit ist von vielen scheinbaren Erfolgen, die sich hinterher als Misserfolg herausstellten, gekennzeichnet. Zu der hohen diagnostischen Differenziertheit der modernen Medizin im Gegensatz steht eine Armut medikamentöser Wirksamkeit bei massiven Nebenwirkungen.

Zurzeit gibt die medizinische Schule dem Interferon a die größte Chance. Es wird bei der chronisch gewordenen Hepatitis B eingesetzt, sofern die Zeichen der Virusvermehrung stark sind. Prospektiv kontrollierte Studien haben gezeigt, dass Patienten mit gut kompensierter chronisch-replikativer Hepatitis B auf eine antivirale Therapie mit Interferon ansprachen (Harrison, 1995). Eine monatliche Injektion während 4 Monaten führte bei diesen Patienten zu einem gewissen Rückgang der Virusvermehrung und bei etwa jedem Zehnten zum Verschwinden der Nachweisbarkeit des Virus. Die Leberbiopsie besserte sich ebenfalls. Rückfälle danach sind mit 1–2% selten. Allerdings ist dieser Erfolg durch sehr starke und teils sehr gefährliche Nebenwirkungen getrübt, die sich bei Absetzen des Medikamentes nicht alle zurückbilden. Der Einsatz des Interferon a muss im Einzelfall sehr sorgsam abgewägt werden.

Schutzimpfungen gibt es gegen die Hepatitiden A und B. Ihr Einsatz ist umstritten und soll in jedem Falle kritisch abgewägt werden.

Andere Formen der infektiösen Hepatitis
Bei der durch das Epstein-Barrvirus verursachten Mononukleose, einer Viruskrankheit des gesamten Organismus, wird die Leber mitbefallen. Im akuten Stadium besteht neben hohem Fieber, Leber- und Milzschwellung eine Entzündung der Rachenmandeln. Hier spricht man auch vom Pfeifferschen Drüsenfieber. Nach dessen Ausheilen bleibt der Virus im Körper. Die Krankheit kann dabei langsam schwelend fortbestehen und den Organismus und die Leber sehr schwächen. Bei Belastungen kommt es leicht zu einer Reaktivierung der Infektion mit Grippegefühl, großer Schwäche und Lebersymptomen. Hier muss die abwehrstärkende Therapie (s. unter Therapie der Infektionen) mit der beschriebenen allgemeinen Lebertherapie kombiniert werden.

Infektionen durch Echinokokkus (Bandwürmer), Brucellen, Toxoplasmose, Tropenkrankheiten u. a. sind bei uns seltener und können im Rahmen dieses Buches nicht besprochen werden.

Die toxische und medikamentöse Hepatitis
Man unterscheidet 37 Stoffklassen von Medikamenten, welche die Leber zum Teil gefährlich schädigen können. Ganz wichtig ist deshalb die sorgfältige Besprechung der möglichen Nebenwirkungen mit dem Arzt und die sorgsame Lektüre des Packungsprospektes vor jeder Medikamenteneinnahme. Während einer Hepatitis müssen Medikamente, die über die Leber abgebaut werden oder für welche Nebenwirkungen der Leber verzeichnet sind, wenn nur irgend möglich gemieden werden.

Das bekannteste Leberzellgift ist der Alkohol. Der Alkohol bewirkt eine toxische Hepatitis mit sehr schlechter Prognose, da sie noch häufiger als die Virushepatitis in eine Leberzirrhose übergeht. Deren Therapie entspricht jener der Hepatitis.

Im Herbst besteht für Pilzsammler die Gefahr einer Knollenblätterpilzvergiftung. Dieser Pilz gleicht sehr dem Champignon. Die Vergiftung hat verheerende Folgen, sie führt meistens zum akuten Untergang der Leber und zum Tode. Daneben gibt es Arbeits- und Umweltgifte, auf die hier nicht eingegangen werden kann.

Die Leberzirrhose (Schrumpfleber)

Wie früher beschrieben, entsteht die Schrumpfleber aus der Fettleber, durch weitere Vergiftung und Degeneration, also durch eine jahrelange schädigende Einwirkung auf das Lebergewebe und nie ganz zur Ausheilung gelangende Entzündungen. Es handelt sich dabei um eine Vernarbung und Schrumpfung der ganzen Leber, mit zunehmendem Verlust funktionstüchtiger Leberläppchen.

Ursachen hierfür sind Tropenkrankheiten, Vergiftungen, chronischer Alkoholgenuss, gewisse Geschlechtskrankheiten, die Leberentzündungen, seltene angeborene Stoffwechselstörungen der Leber (Speicherkrankheiten), aber auch einfach eine durch Miss- und Überernährung bedingte, vielseitige Überlastung der Leber.

Im fortgeschrittenen Stadium wird die geschrumpfte Leber zu einem Hindernis des Blutabflusses aus dem Darm, da die vielen kleinen Pfortaderverästelungen, die das Blut aus dem Darm zu den Leberläppchen bringen sollten, stark vermindert sind. Es kommt zur Stauung und einem Druckanstieg im Pfortadersystem. Diese Blutstauung im Darm führt zu Hämorrhoiden, da die Venen des Enddarmes Kurzschlussverbindungen zwischen der Portalvene und dem Hohlvenensystem sind, das den Leberkreislauf umgeht. Diese Kurzschlussverbindungen in Form der Venen des Enddarms schwellen zu schmerzenden und oft blutenden Venenknoten, den Hämorrhoiden an. Selbstverständlich ist das Problem mit der Operation der Hämorrhoiden nicht behoben, sondern nur deren Ventilwirkung, deren Blutungsneigung unterdrückt.

Eine zweite solche, die Leber umgehende Kurzschlussverbindung sind die Venen der Speiseröhre (Ösophagus). Auch sie schwellen an und können gefährlich bluten (Ösophagusvarizenblutung). Die Stauung im Pfortadersystem führt schließlich zur Wasserausscheidung in die Bauchhöhle (Aszites). Der Gallenfluss wird durch die Vernarbung der Leber gestört, und es kommt zur Gelbsucht (Stauungsikterus).

Bei der Leberzirrhose handelt es sich um ein schweres Krankheitsbild. Dass hier das wenige noch vorhandene funktionstüchtige Lebergewebe äußerster Schonung und vorsichtiger Diät bedarf, ist klar. Jeder Fehler muss unbedingt vermieden werden. Wärmewirkung auf die Leber ist wichtig. Leichte Anreize zur Gallenbildung durch sorgsam gewählte Bittertees, entsprechende Mineralwässer und Heilpflanzen sind wichtig, neben strenger Darmregulation, wie im Kapitel „Der Heilplan“ beschrieben.

Das durch den Wasserverlust gestörte Mineralstoffgleichgewicht muss mit vorsichtiger Rohkosternährung und reichlicher Gemüsebrühe reguliert werden. Der Diätplan entspricht – mit individueller Anpassung – der fettfreien Schonkost (s. Diätstufe II).

Das Leberversagen als Endstadium der Leberzirrhose

Ist die bindegewebige Vernarbung und Schrumpfung der Leber sehr weit fortgeschritten, so treten zwei Erscheinungen auf, die zu lebensgefährlichen Zuständen führen: Einerseits genügt die Anzahl der verbleibenden funktionstüchtigen Leberläppchen nicht mehr, um die minimalste Entgiftung der aus dem Darm über die Pfortader zugeführten Toxine zu bewältigen.

Das zweite Phänomen ist die Auswirkung der Umgehungskreisläufe über die Venen der Speiseröhre (Ösophagusvenen), der sich wieder öffnenden Nabelgefäße und der Venen des Enddarms (Hämorrhoidalvenen), da die geschrumpfte Leber den Abfluss des Blutes des Pfortadersystems in den kleinen Pfortadervenen innerhalb der Leber massiv behindert (Pfortaderhochdruck durch Abflussbehinderung). Das aus dem miterkrankten Darm stark toxinhaltige Blut gelangt so zu einem großen Teil gar nicht mehr zu den verbleibenden Leberläppchen, sondern direkt zurück zum großen Körperkreislauf und damit in die Gewebe sämtlicher Organe. Dies kann zu einem lebensgefährlichen Nierenversagen führen (hepatorenales Syndrom) oder zur sogenannten hepatischen Enzephalopathie.

Bei dieser handelt es sich um eine giftstoffbedingte Geistes- und Gemütsstörung mit eigenartigem flappendem Zittern der Hände und der großen Gefahr der Bewusstlosigkeit und des Todes. Aber auch in diesen lebensbedrohenden Endzuständen hat unsere unter strikter Überwachung und stationär durchgeführten konsequenten Entgiftungsbehandlung mittels der vorerst nur als Frischsäfte gereichten rein veganen Frischkosttherapie und konsequenter Darmentgiftung oft lebensrettende Wirkung.

Eine weiter zu beachtende Komplikation der Leberzirrhose ist die Blutungsneigung, da die Leber nicht mehr in der Lage ist, die Gerinnungsfaktoren herzustellen. Sie äußert sich in flohstichartigen roten Hautblutungen, als spontan erscheinende blaue Hautblutungen oder als Blutung aus inneren Organen.

Tumorerkrankungen der Leber

Der häufigste gutartige Lebertumor ist das Leberhämangiom, eine immer gutartige Gefäßgeschwulst, die man bei jedem zweihundertsten Menschen bei der Ultraschalluntersuchung findet. Sie erfordert keine Therapie.

Gutartige Drüsenknötchen der Leber (Leberadenome) sind bei Frauen seit den oralen Verhütungsmitteln sehr häufig geworden. Sie können bis zu 10 cm groß werden. Sie müssen diagnostisch gegen bösartige Tumoren abgegrenzt werden und können selbst zu etwa 10% bösartig entarten. Darum müssen sie falls möglich operativ entfernt werden. Sie können auch schmerzhaft werden, wenn sie in sich bluten oder teilweise absterben.

Andere gutartige Tumoren (fokale noduläre Hyperplasie) sind unabhängig von empfängnisverhütenden Mitteln und entarten nicht, sodass sie bei Beschwerdefreiheit belassen werden können. Damit sind die häufigsten gutartigen Tumoren genannt.

Das Leberkarzinom ist ein sehr bösartiger Tumor, der aus entarteten Leberzellen besteht. In Teilen Asiens und Afrikas erkranken jährlich 5 von 1000 Menschen an dieser Krebsart. In Europa und den USA findet man ihn bei gut jedem hundertsten an Krebs verstorbenen Menschen. Diese Krebsart wächst zu 75% auf dem Boden der Leberzirrhose. Die Hepatitis B spielt eine große Rolle als weiterer Risikofaktor, denn bei mit diesem Virus infizierten Menschen ist er 100mal häufiger.

In Europa und den USA jedoch schaffen Alkohol und die Fehlernährung den Boden für diese Krebsentartung, die innert 3–6 Monaten tödlich verläuft. Eine chirurgische Entfernung wirkt, sofern überhaupt möglich, nur wenig lebensverlängernd.

Daneben gibt es das fibrolamelläre Karzinom, das unabhängig von der Leberzirrhose und bei viel jüngeren Menschen auftritt. Es wächst viel langsamer und zeigt eine Fünfjahresheilungschance von 50%.

Lebermetastasen stammen am häufigsten von Primärtumoren aus dem Magendarmtrakt, der Lunge, der weiblichen Brust und von Melanomen (Pigmentzellkrebs der Haut). Chirurgische Maßnahmen oder eine Chemotherapie wirken höchstens etwas lebensverlängernd.

Im Kapitel über die wissenschaftlichen Grundlagen ist die große Bedeutung einer Ernährung, die der unseren entspricht, klar ersichtlich. Dies ist inzwischen für fast alle Krebsarten hoch signifikant nachgewiesen. Ist die Katastrophe hereingebrochen, so kann mit immunstärkender, „innerer Krebstherapie" oft Erstaunliches geleistet werden. Leider kann in diesem Rahmen hierauf nicht eingegangen werden.

Drei weitere, sehr seltene Krebsarten sollen hier nicht abgehandelt werden.

Erkrankungen der Gallenblase

Da die Gallenblase eine Reserveeinrichtung für besondere Beanspruchung darstellt, bedeutet ihr Ausfall durch Erkrankung oder operative Entfernung eine Mehrbelastung für die Leber. Darum muss sie in jede Therapie der Leber miteinbezogen werden.

In den USA und Europa trägt etwa jeder fünfte Gallensteine (Harrison).

Gallensteine
Es handelt sich um kristalline Verklumpungen aus normalen und atypischen Gallenbestandteilen in einer falsch zusammengesetzten Galle. 4/5 enthalten Cholesterin, 1/5 Pigmente als Hauptbestandteil. Die Ursache liegt in aller Regel in der Fehlernährung (vgl. das Kapitel über die wissenschaftlichen Grundlagen). Bei Veganern kommen sie nicht vor, bei Vegetariern sind sie sehr viel seltener. Gewisse Medikamente können die Bildung von Gallensteinen fördern. Der Nachweis im Ultraschall gelingt zu 95%.

Medikamentös können Gallensteine, die im Röntgenbild unsichtbar sind, durch die Cholesterin lösende Chenodesoxycholsäure und ähnliche Substanzen unter Durchfall u. a. Nebenwirkungen allmählich aufgelöst werden. Ohne weitere Maßnahmen tragen aber dieselben Personen zu 30–55% nach 3–12 Jahren erneut Gallensteine.

Häufiger wird heute die Zertrümmerung der Gallensteine durch extrakorporale Stoßwellen praktiziert. Dies geht nur bei Steinen, die im Röntgen sichtbar sind und bei sonst gesunder Gallenblase und nur, sofern allerhöchstens 3 Steine vorliegen. Sie gelingt unter diesen Bedingungen zu 95%. Nebenwirkungen entstehen durch den Abgang von Steintrümmern: Gallenkolik bei 1/3 der Fälle, bei etwa jedem hundertsten Menschen tritt eine Bauchspeicheldrüsen- oder eine Gallenblasenentzündung auf.

Die Gallenblasenentzündung
Die akute Gallenblasenentzündung ist in der Regel die Folge eines Verschlusses des Ausgangs der Gallenblase durch einen Stein. Viel seltener entsteht sie durch eine aus einem chronisch verstopften, kranken Darm aufsteigende Infektion. Hier ist immer eine sorgfältige diagnostische Abklärung angezeigt.

Die gefürchteten Gallenkoliken entstehen durch Einklemmen eines Steines im Ausführungsgang der Gallenblase oder dem Gallengang, mit Druckerhöhung in der Gallenblase, die sich vergeblich massiv schmerzhaft zusammenzieht. Der Schmerz verläuft in der Regel wellenförmig, wird unterhalb des rechten Rippenbogens empfunden und strahlt oft in die rechte Schulter aus. Zwischen den Koliken besteht ein Druckgefühl im Oberbauch fort, das typischerweise zwischen die Schulterblätter strahlt. Oft kommt es zu Erbrechen.

Die Gallenkolik ist ein medizinischer Notfall und wird in der Regel mit krampflösenden und schmerzstillenden Medikamenten angegangen.

Unsere Therapie der ersten Wahl ist die Neuraltherapie, die durch reflektorische Reizung der mit der Gallenblase verbundenen Hautareale nicht nur die Kolik löst, sondern auch die als Folge entstandene Gallenblasenentzündung durchgreifend beruhigt. Auch die Akupunktur und die Homöopathie oder eine gekonnte Bindegewebsmassage der schmerzhaften Zone können hier sinnvoll eingesetzt werden. Danach ist weitere ärztliche Betreuung nötig.

Während des Kolikanfalls kommt nur völliges Fasten, höchstens schluckweises Trinken von warmem Pfefferminz- oder Kamillentee in Frage. Dann setzt die Therapie der Gallenblasenentzündung ein.

Die chronische Gallenblasenentzündung kann bis zur Vereiterung fortschreiten (Gallenblasenempyem). Sie entsteht meistens langsam, um dann bei Gelegenheit einer besonderen Belastung oder Erschöpfung akut aufzuflammen. Häufiger als die akute Gallenblasenentzündung entwickelt sie sich durch aufsteigende Infektion aus einem chronisch kranken, verstopften Darm. Nur allzu leicht kann die Entzündung aus der Gallenblase weiter in die Gallenkanäle der Leber eindringen. Darum ist rasche und intensive Pflege gleich nach Entdeckung einer Gallenblasenentzündung unbedingt nötig, und ebenso wichtig ist es prophylaktisch, den Darm zu pflegen, sein Bakterienmilieu zu studieren und umzustellen.

Allgemeine therapeutische Hinweise
Für sämtliche Leber- und Gallenerkrankungen ist die Behandlung des Darmes eine zentrale therapeutische Maßnahme. Sowohl Verstopfung als auch Durchfall sind Zeichen chronischer Magen-Darmerkrankungen. Meistens sind Jahre der Verstopfung vorangegangen. Es folgt der nächst stärkere Grad der Dickdarmentzündung, der chronische Durchfall. Hier hat der gesamte Darm seine feine Wahl- und Resorptionsfähigkeit verloren und entleert seinen Inhalt explosiv und beladen mit Entzündungselementen und -toxinen. Sämtliche Abschnitte des Magen-Darmkanals sind in Reaktionsketten kleinmolekularer Hormone in ihrer Funktion subtil aufeinander abgestimmt. Die Säure- und Enzymproduktion des Magens und die Produktion der Verdauungssäfte und Enzyme der Bauchspeicheldrüse und des Zwölffingerdarms gehen bei Verstopfung nach und nach zurück.

Der gesunde Darm soll sich mindestens einmal, meistens aber 2–3mal täglich mühelos, weich und doch geformt entleeren können, ohne Krämpfe oder viel Abgang von Gasen oder Schleim. Ein harter, dunkler Stuhl deutet auf die beginnende Darmfäulnis und Darmträgheit hin.

Schon die Umstellung der Ordnung der Mahlzeit, mit Obst am Beginn und reichlicher pflanzlicher Rohkost überwindet die Trägheit meistens ohne weitere Maßnahmen. Bei reichlicher pflanzlicher Rohnahrung hat der Stuhl eine ocker bis hellgelbe Farbe, nicht zu verwechseln mit der lehmgrauen Farbe des Gelbsuchtstuhls. Die Nahrungsbestandteile sind verdaut. Das helle Gelb deutet auf aktive, wirksame, nichtverbrauchte Galle hin.

Die weiteren Ratschläge zur Darmregulation entnehme man dem Kapitel „Der Heilplan“. Sie müssen hier unbedingt beachtet und durchgeführt werden.

Bei der Gallenblasenentzündung muss die Gallenabsonderung durch Sondenerhebung an der Mündungsstelle des Gallengangs in den Zwölffingerdarm untersucht und müssen die Krankheitserreger isoliert und desinfiziert werden. Nicht selten finden sich darin Amöben als Ursache, die sich seit einer Darminfektion in die Gallenblase zurückgezogen haben und so der antiparasitären Therapie entronnen sind. Die Galle wird durch die Duodenalsonde entfernt, um die Gallenwege zu reinigen. Ob Gallensteine oder andere Ursachen vorliegen, muss genau geklärt werden. Erst auf der exakten Kenntnis des individuellen Krankheitsbildes kann die Behandlung aufgebaut werden. Darum können hier keine Einzelheiten der Pflege, sondern nur allgemeine Richtlinien angegeben werden. Zur Ernährung finden Sie die Angaben im Kapitel „Der Heilplan“ und in den Diätstufen II und III.

Aufregungen und plötzliche Anstrengungen sollen vermieden werden, sie können Rückfälle hervorrufen. Auch eine starke Durchkühlung oder Überhitzung ist zu vermeiden, auf eine gute, mittlere Durchwärmung der Leber ist zu achten.

Wichtig ist tägliche, reichliche Bewegung (ausdauerndes Gehen, später wandern) zur Anregung der Tätigkeit der Gallenblase, der Gallengänge, des Darmes und der Atmung. Eine tägliche Bindegewebsmassage der Reflexzonen, der Hautareale, die zur Gallenblase gehören, kann durch Entspannung und bessere Entleerung der Gallenblase von großer Hilfe sein. Über Ölkuren wird auf Seite 80 berichtet. Sehr wirkungsvoll für eine vollständige Ausheilung sind die Neuraltherapie und eine gekonnte Phytotherapie. Auch die klassische Homöopathie oder die Akupunktur können hier Wertvolles leisten.

Eine gefürchtete, zum Glück eher seltene Komplikation der Gallenblasenentzündung und -steine ist ein teilweises Absterben der Gallenblase mit Bauchfellentzündung.

Das Gallenblasenkarzinom

Das Gallenblasenkarzinom kommt viermal häufiger bei Frauen vor. Zu 90% tragen diese Patienten Gallensteine. Die chronische Gallenblasenentzündung gilt deshalb als wichtige Teilursache. Eine weitere Ursache ist die sogenannte „Porzellangallenblase“, die durch Kalkausfällungen in der Gallenblase entsteht. Sie muss entfernt werden.

Die Gallengangsteine (Choledocholithiasis)

Bei etwa 15% der Gallensteinträger, bei älteren Patienten sogar bei 25%, kommt es zum Abgang von größeren Gallensteinen in den Gallenhauptgang (ductus choledochus). Bei älteren Patienten ist dies noch wesentlich häufiger (25%). Man fürchtet hier zwei Komplikationen:

Die Entzündung des großen Gallengangs (Cholangitis)
Dies ist eine aufsteigende Infektion aus dem Darm bei Steinen im großen Gallengang. Sie kann akut auftreten, mit plötzlichen hohen Fieberspitzen, Schüttelfrost und Gallenkolikschmerz. Diese bakterielle Infektion ist gefährlich, da sie zu einer allgemeinen lebensgefährlichen Infektion des Blutes mit Abszessbildung in der Leber und anderswo führen kann (Sepsis). Neben sofortiger antibiotischer Therapie muss hier immer chirurgisch vorgegangen werden.

Die Cholangitis kann aber auch chronisch entstehen.

Die Gelbsucht durch Verschluss des Gallengangs (Verschlussikterus)
Tritt die Gelbsucht langsam auf, ohne starke Symptomatik, muss unbedingt unverzüglich ein Karzinom als Ursache ausgeschlossen werden.

Tritt sie plötzlich auf, mit Gallenkoliken, handelt es sich in der Regel um einen Verschluss durch einen Stein. Augen und Haut werden sehr stark gelb, der Urin verfärbt sich dunkel und der Stuhl wird blass und hell. Auch hier ist sofortige ärztliche Hilfe, Abklärung und Therapie nötig.

Bei Gallenblasen- und Gallenwegsteinen und Entzündungen liegt nicht selten eine Bauchspeicheldrüsenentzündung vor.

Das Postcholezystektomiesyndrom

Fast ein Drittel der Patienten, bei denen die Gallenblase chirurgisch entfernt worden ist, leidet weiterhin an unangenehmen Gallenschmerzen, die denjenigen vor der Operation ähnlich sind. Diese kommen durch Störfelder in inneren und äußeren Operationsnarben zustande und können Jahre oder gar Jahrzehnte bestehen bleiben. Nicht selten werden die betroffenen Menschen dann missverstanden. Die quälenden Schmerzen werden als psychosomatisch eingestuft und die Patienten der Psychotherapie zugeführt, die hier verständlicherweise nicht wirken kann.

Die Therapie der Wahl ist hier die Neuraltherapie. Oft sind diese Patienten schon nach der ersten Störfeldbehandlung dauerhaft beschwerdefrei.

Pflanzliche Heilmittel bei Leber-Gallen-krankheiten (Phytotherapie, Spagyrik)

Es gibt eine Vielzahl von Lebermitteln, die als völlig unschädlich angeboten werden. Unsere dringende Bitte ist, dass Sie die Medikamente sorgfältig mit Ihrem Arzt besprechen. Die Vielseitigkeit der Leberfunktionen verlangt eine sorgfältige Wahl, die sorgsam auf Sie abgestimmt sein muss.

Bei einer ganzen Reihe von Heilpflanzen, die wir früher lediglich als „Amara“ (Bittermittel) bezeichneten, wurden in den letzten Jahren Inhaltsstoffe und Wirksamkeit klar nachgewiesen. Dazu gehört als erste die Mariendistel (Silybum marianum). Sie hat eine **leberzellschützende Wirkung** and soll daher schon während der akuten Phase der Hepatitis gegeben werden. Die Mariendistel hat keine Nebenwirkungen und ist außerordentlich gut verträglich. Zubereitung als Tee: Rp. Fructus Cardui Mariae: 1 Teelöffel mit heißem Wasser übergießen, 15 Minuten ziehen lassen und schluckweise heiß trinken, je 1 Tasse morgens nüchtern, 30 Minuten vor dem Mittagessen und abends vor dem Schlafen.

Etwas schwächer **zellschützend und dafür zusätzlich gallentreibend** wirkt die Artischocke. Sie kann als Artischockensirup (Holle) eingenommen werden.

Der Wermuth (Artemisia absinthum) wirkt **karminativ (antiblähend) gallentreibend** und zusätzlich geistig anregend. Größere Mengen Wermuths allerdings wirken im zentralen Nervensystem stark erregend und sind daher giftig. Darum ist in vielen Ländern der Wermuthschnaps verboten. Der Wermuthtee enthält aber die geeignete Menge der Wirksubstanzen und kann in vernünftiger Menge eingesetzt werden. Wertvoll am Wermuth ist auch seine **peristaltikfördernde Wirkung im Oberbauch** (Magen, Gallenwege).

Die Gelbwurzel (Curcuma longa oder domestica) stammt aus Java und wirkt **stark gallentreibend:** Rp. Rhiz. curcumae conc. 200,0. Bis zu 3x täglich wird 1 Esslöffel in 1 Glas Wasser kurz gekocht und schluckweise getrunken. Sie kann mit Pfefferminz gemischt werden.

Das Schöllkraut (Chelidonium majus) wirkt **krampflösend auf die Gallenwege**.

Der Erdrauch (Fumaria officinalis) wirkt vor allem **gallentreibend** und ist als Dragés erhältlich. Seine Wirkung kann im Gelbsuchtsstadium wertvoll sein.

Der Rettich (Raphanus sativus) wirkt nicht gallentreibend, aber er **treibt die Darmperistaltik** an und ist damit ein wichtiges und altes Heilmittel bei Lebererkrankungen. Er kann entweder in feinen Scheibchen über den Tag verteilt genossen oder als Frischsaft (1 dl/Tag) über viele Tage hinweg getrunken werden.

Der Löwenzahn (Taraxacum officinale) enthält eine große Zahl von Wirkstoffen, die den **Leberstoffwechsel anregen**. Dabei müssen die Pfahlwurzel und das Kraut zur Anwendung kommen. Er ist unschädlich und kann über längere Zeit angewendet werden: Rp. Radix taraxaci cum Herba S: 1–2 Teelöffel auf eine Tasse Wasser, kurz kochen und 15 Minuten ziehen lassen.

Der Lavendel (Lavendula officinalis) wirkt anregend auf die **Gallenbildung und den Gallenfluss**. Zugleich wirkt er seelisch beruhigend, was auch durch das Auftropfen des reinen ätherischen Öls auf das Kopfkissen genutzt werden kann. Lavendelblüten sind als Teeaufguss angenehm und wirksam.

Spagyrische Essenzen und Tinkturen enthalten Alkohol und sollen deshalb im hochakuten Stadium der Hepatitis oder einer Lebervergiftung gemieden werden.

Die traditionelle chinesische Medizin kennt grundsätzlich dieselben Heilmittel und Wirkungen. Sie unterscheidet sich in der Art der Betrachtungen, die zur Verordnung führen und die sich auf Beobachtungen des Zustandes des Patienten beziehen. Für den kundigen Arzt sind diese eine bedeutende Hilfe für die Wahl der richtigen Heilpflanzenrezeptur. Vor fertigen komplex zusammengesetzten, angeblich chinesischen Fertigprodukten muss zur Zeit eher gewarnt werden. Sie müssen klar von der seriösen traditionell chinesischen Phytotherapie abgegrenzt werden.

Ähnliches ist zur tibetanischen Phytotherapie zu sagen.

Die Behandlung von Infektionen

Da die üblichen pharmazeutischen Grippemittel in der Regel die Leber belasten und bloß rein symptomatisch wirken, sind sie bei Leberkrankheiten zu meiden. Die Herausforderung einer Infektionskrankheit stellt für den Körper eine Chance der Regeneration und Kräftigung des Immunsystems dar, wenn er kräftig genug ist, mit Fieber, einer intensiven Durchblutung des ganzen Organismus, Durst, Schweiß und einer starken Aktivierung des gesamten Stoffwechsels und der Immunzellbildung zu reagieren, die der Elimination der Krankheitserreger dient.

So ist zum Beispiel das bei der Hepatitistherapie besprochene Interferon lediglich eine unter vielen im infizierten Körper von weißen Blutzellen gebildeten Substanzen, nur dass der Körper sie im hohen Fieber meisterhaft dosiert und nebenwirkungsfrei einsetzt.

Die symptomatische Fiebersenkung durch entzündungshemmende Medikamente bei Infektionen wirkt durch ihre Hemmung der Bildung von Prostaglandinen, weiterer körpereigener, die Abwehrreaktion steigernder Substanzen in der Art einer Sabotage den Heilungsanstrengungen des Organismus entgegen und soll in der Regel vermieden werden. Zudem ist die Wirkungslosigkeit der fiebersenkenden „Grippemittel“ wie Salicylsäure, Paracetamol usw. bezüglich der Heilung wissenschaftlich belegt.

Wenn keine Herzkrankheit vorliegt und die Funktionstüchtigkeit der Leber eine Wärmeanwendung erlaubt (angenehmes Empfinden), so ist ein sofortiges und anschließendes Überwärmungsbad äußerst wirksam. Bei Leberentzündung oder kritischer Leberfunktion sollten Sie dies aber vorher mit Ihrem Arzt besprechen. Die Reaktionsfähigkeit des Organismus kann durch eine Obst- und Gemüsesaftkur während des akuten Stadiums sowie durch geeignet gewählte spagyrische Essenzen gefördert werden.

Zur Therapie der Infektionskrankheiten hat sich folgendes Vorgehen immer wieder bestens bewährt:

1) Sofortige Zubereitung eines Aufgusses von Lindenblüten (schweißtreibend) im Thermoskrug, mit frischem Zitronensaft und Blütenhonig mischen.
   3 Liter pro Tag davon trinken.

2) Nachdem man mindestens ½ Liter getrunken hat, bereite man möglichst sofort ein erstes Überwärmungsbad: Vollbad, bei 38° C einlaufen lassen, 5 Tropfen Thymianessenz gut einmischen, einsteigen, die Temperatur messen und langsam steigern bis 41°C und während möglichst 10 Minuten bei dieser Temperatur bleiben (wiederholt messen). Danach sofort, ohne längeres Stehen (Schwindelgefahr) und ohne sich abzutrocknen, sich in ein vorher mit Badetüchern ausgelegtes Bett legen, sich in die Tücher einschlagen und gut zudecken. Unter Hitze und intensivem Durchbluten des ganzen Körpers und massivem Schwitzen während ca ¾ Stunden wird der Körper bei frühzeitiger Anwendung oft sofort mit der Infektion fertig. Ansonst soll das Bad bei guter Verträglichkeit bis zur Genesung täglich durchgeführt werden. Nach dem Nachschwitzen kurz mit kaltem Waschlappen abwaschen und nachruhen. (Bei Herzkrankheiten, entzündlichen Leber-Gallenkrankheiten und fortgeschrittener Leberzirrhose unbedingt vorher mit dem behandelnden Arzt besprechen.)

Spagyrische Essenzen und ätherische Öle zur Infektionsbehandlung

Man gebe 25 Tropfen einer spagyrischen Tinktur von Echinacea purpurea oder noch besser angustifolia in ca 1 dl lauwarmes Wasser, füge 2 Tropfen Teebaumöl (Melaleuka altemifolia) hinzu, sodann 5 Tropfen einer reinen medizinischen Thymianessenz und 3 Tropfen einer reinen Pfefferminzessenz (Menta piperita). Die Essenzen schwimmen obenauf, da sie sich nicht mit Wasser mischen können.

Bei schwacher Erkältung wird diese Mischung 3x täglich in kleinen Schlücken gegurgelt und anschließend geschluckt, bei starker Erkältung 5x täglich.

Kindern unter 6 Jahren dürfen diese Pflanzenessenzen noch nicht verabreicht werden. Kinder über 6 Jahre und bis 35 kg erhalten die halbe Dosis, darüber die ganze.

Echinacea (Sonnenhut) kräftigt die Immunantwort. Die öligen Essenzen verstärken diese Wirkung, pflegen die Schleimhäute und bekämpfen zusätzlich direkt Viren und Bakterien.

Echinacea (Madaus), Echinaforce (Bioforce), Spagymun (Spagyros) u. a. können gut verwendet werden. Ein ähnliches, bereits mit den ätherischen Ölen hergestelltes Präparat mit hervorragender Wirkung ist Spagyrom (Spagyros).

Die spagyrische Essenz enthält Alkohol. Trotz der sehr geringen Menge ist es bei Leberschaden oder Hepatitis vorsichtiger, die Essenzmischung auf ein kleines Stück Zucker aufzutropfen, den Alkohol verdunsten zu lassen und den Zucker danach stückweise zu saugen und zu schlucken.

Die Hydrotherapie

Im entzündlichen Stadium sind meistens kalte Anwendungen angezeigt. Man kann aber oft selbst spüren, ob Kälte oder Wärme richtig ist. (Winternitz, 1877)

Langdauernde kalte Auflagen wirken nur in hochakuten Stadien entzündungshemmend. Ein ganz kurzes Übergießen mit kaltem Wasser (Guss) regt die Durchblutung stark an und bewirkt eine tiefe innere Aufwärmung, sofern der begoßene Körperteil und der ganze Körper vorher gut warm waren. Nur nach gründlicher Durchwärmung in der Dusche, im Bad oder mit Trockenbürsten der Haut können kalte Güsse günstig wirken. Fühlen Sie sich schwach, so ist Vorsicht geboten, denn der Kältereiz darf nicht zu stark bemessen sein.

Im akuten Stadium lokaler Entzündungen wirken Waschungen mit dem kalten Waschlappen, kühle Wickel mit Weißkohlblättern oder Quark oder kalte Güsse von 1 Sekunde Dauer nach genügender vorheriger Aufwärmung positiv.

Ist die Entzündung bereits viel weniger akut (weniger heiß), so können Teil- oder Vollbäder mit 10 Tropfen reiner Lavendel- oder Wacholderessenz sehr wohl tun, da sie die Durchblutung des kranken Gewebes fördern. Das Bad kann zur Durchblutungsförderung mit einem kurzen kalten Wasserguss abgeschlossen werden.

Bei nicht entzündlichen, rheumatischen oder Gallenschmerzen wirken eine heiße Kompresse (Dampfkompresse) oder die Auflage eines Heublumensackes positiv. Bei allen Wickeln ist es notwendig, um die umwickelte Körperstelle eine feuchtigkeitsdichte Plastik- oder Gummischicht und darüber eine Wolldecke zu legen. Nasskalte Auflagen sollen so lange belassen werden, bis in der behandelten Körperregion eine kräftige innere Durchwärmung einsetzt. Warme Auflagen sollte man entfernen, bevor sie abgekühlt sind, und danach wird die behandelte Region warm eingehüllt und der ganze Körper warm zugedeckt.

Nach allen Wasseranwendungen soll man sich während ½ bis ¾ Stunde liegend ausruhen. Bevor eine weitere Anwendung durchgeführt wird, sollen alle Wirkungen der vorherigen abgeklungen sein.

Die Wickel

(Thüler, 1986; Spengler, 1969; Eichler, 1981)

Der Leibwickel (Rumpfwickel)
(nach Kuhne und Preissnitz)
Indikation: Anregung des gesamten Verdauungssystems und der Leber bei Leberkrankheiten, Stoffwechselstörungen, Verdauungsstörungen, Blähungen, Verstopfung, Schlafstörungen, Wechseljahrbeschwerden, Nervosität.

Zuerst lege man eine Wolldecke auf das Bett, die vom Hals bis zu den Füssen reichen soll. Darüber breitet man quer ein 1 m breites Gummi- oder Plastiktuch aus.

Jetzt falte man ein Leintuch so, dass es 1x2 Meter misst und lege es quer über die Wolldecke. Es dient als Hülle für den Wickel. Es soll von den Achselhöhlen bis zu den Knien reichen. Sind die Decken nicht vorgewärmt (Tumbler), so lege sich der Kranke darauf und schlage sie zur Erwärmung um sich, bis sie warm werden. Jetzt schlage man die Decken wieder auf. Der Kranke setzt sich auf oder steigt kurz aus dem Bett.

Das eigentliche Wickeltuch soll ca. 160x180 cm groß sein (Leinen eignet sich besser als Baumwolle). Es wird auf 80 cm gefaltet und in kaltes Wasser getaucht, kurz ausgewrungen und rasch in der Mitte quer über die Baumwolldecke ausgebreitet. Sofort legt sich der Kranke darüber, sodass das Tuch von den Achselhöhlen bis zu den Leisten reicht. Die Beine lege man aneinander und die Arme werden hochgehalten. Einatmen und den Atem kurz anhalten (so wird der Kältereiz wohltuend!). Unverzüglich schlägt man das Wickeltuch und gleich danach das trockene Baumwolltuch faltenlos eng um den Kranken. Die Arme an die Seiten legen. Jetzt wird der Patient mit der Wolldecke von den Achselhöhlen bis zu den Füßen eng umhüllt und warm zugedeckt. Die ganze Prozedur muss rasch und zügig durchgeführt werden.

Bei geöffnetem Fenster lässt man ihn so 1½–3 Stunden ruhen. Schläft er dabei ein, kann der Wickel auch viel länger liegen bleiben, längstens aber, bis er heiß und trocken geworden ist.

Der Lendenwickel
Er wird genau gleich wie der Leibwickel durchgeführt, jedoch nur vom Oberbauch bis zur Mitte der Oberschenkel reichend. Der Reiz wirkt weniger stark auf die Leber, stärker auf die Unterleibsorgane.

Der Halswickel
Er wirkt gut bei entzündlichen Erkrankungen des Halses oder der Drüsen. Bei gleichem Vorgehen wird er ca. 20 cm breit um den Hals angelegt.

Der Wadenwickel
Er hilft bei Schlafstörungen. 60 cm breit wird er um die Waden gelegt, besser um beide Unterschenkel einzeln. Der Reiz ist noch geringer als beim Lendenwickel.

Die Güsse

Sie werden in der Regel mit kaltem Wasser durchgeführt, das in breitem Strahl frei aus einem ca. 1,5 m langen Schlauch herausplätschern soll. Die ideale Schlauchdicke ist ¾ Zoll, doch kann auch der Brausenschlauch verwendet werden.

Der Vollguss
Indikation: Anregung der Kreislaufregulation, des Stoffwechsels und der Gallenbildung.

Entfernen der Duschbrause an der Badewannen- oder Duschbatterie (freies Schlauchende verwenden). Der Vollguss bedeutet einen starken Reiz.

Der gut durchwärmte Patient steht mit dem Rücken zum Wasserstrahl in der Wanne oder Dusche. Der Helfende begießt ihn mit schwachem, breitem Wasserstrahl: Beginn am rechten Fußrücken, geht dann an der Außenseite des Beines zügig hinauf bis ans Gesäß und an der Innenseite wieder hinunter bis zur Ferse. Dann begieße man in derselben Weise das linke Bein. Jetzt geht man vom rechten Kleinfinger aufwärts bis zur Schulter und zum Nacken. Hier verweilt man 5 Sekunden so, dass ⅓ des Strahls vorn und ⅔ hinten hinabläuft. Dann wiederhole man dasselbe am linken Arm. Nun dreht sich der Patient mit dem Rücken zur Wand, sodass man dieselben Güsse von vorne an Beinen, Armen und Schultern durchführen kann.

Der Schenkelguss
Indikation: Regulationsstörung des Kreislaufs (orthostatische Kreislaufschwäche), Venenleiden, arterielle Durchblutungsstörung der Beine, Einschlafstörung, Verdauungsstörungen.

Man geht genau gleich vor wie beim Vollguss, jedoch behandelt man nur die Beine. Dafür schließt man den Guss auf beiden Seiten mit der Fußsohle ab.

Der Wechselschenkelguss
Indikation: Einschlafstörung (er senkt den Blutdruck und vermindert den Gedankeneindrang).

Zuerst führt man den Schenkelguss in obiger Weise beidseitig mit ca. 38° warmem Strahl aus. Man verweilt dabei vorn ca. 8 Sekunden in der Leiste, bis zu einer guten Durchwärmung. Danach wird der Schenkelguss beiderseits kalt durchgeführt.

Der Wechselknieguss
Indikation: kalte Füße, Entzündung der Gallenwege, Gelbsucht, Verstopfung, Schlaflosigkeit.

Man geht gleich vor wie beim Wechselschenkelguss. Doch beginnt man vorne bei der Kleinzehe, verweilt oberhalb der Kniescheibe während 8 Sekunden (bis zur Durchwärmung) und geht an der Innenseite wieder hinunter. Dann führt man dasselbe am andern Beine aus und schließlich beidseitig von vorn, mit Verweilen oberhalb der Kniescheibe.

Danach führt man denselben Guss beidseitig zügig vorn und hinten kalt durch. Auch hier verweilt man 5–8 Sekunden. Danach stellt sich eine wohltuende innere Durchwärmung ein.

Der Unterleibsguss (nach Winternitz)
Indikation: Verdauungsstörungen, Unterleibsstörungen, Störungen der Prostata.

Er bedeutet eine Steigerung und Ausdehnung des Reizes des Schenkelgusses. Er wird aber genau wie dieser ausgeführt, nur mit etwas längerem Begießen der Innenseite der Oberschenkel und einem Verweilen von ca. 8 Sekunden auf dem Unterleib. Die allgemeine vorherige Durchwärmung ist hier besonders wichtig. Auch soll man sich danach hinlegen und warm einhüllen. In wunderbarer Weise regt er die Beckenorgane an.

Das Kuhnesche Reibesitzbad
Indikation: Erkrankungen und Schwäche der Beckenorgane (Blase, Geschlechtsorgane, Frauenleiden, Prostataleiden, Störungen des Mastdarmes).

Vorerst setzt man sich in ein heißes Halbbad, wobei man die Unterschenkel auf einen in die Badewanne gestellten Hocker legt, sodass man nur mit dem Becken im warmen Bad sitzt.

Danach entleert man die Badewanne, setzt sich auf den Hocker, stellt vor sich einen Eimer mit kaltem Wasser und beklatscht sich mit einem immer wieder darin eingetauchten kalten Badetuch die Innenseite der Oberschenkel und den Damm. Dabei beginnt man oberhalb der Knie und beklatscht sich aufwärtsgehend die Schenkel und zuletzt den Damm. Dabei soll es zu einer kräftigen Rötung der Haut und zu angenehmer innerer Durchwärmung kommen. Dann legt man sich warm eingehüllt ins Bett.

Das Wassertreten
Indikation: Einschlafstörung, auch nach erwachen nachts, Gedankeneindrang, Ermüdung auf Wanderungen, Venenleiden, leichte arterielle Durchblutungsstörungen, Störungen der Wärmeregulation, Neigung zu hohem Blutdruck, funktionelle Herzbeschwerden, Völlekopfschmerz.

Man stellt ein Becken, das ca. 40 cm hoch mit kaltem Wasser gefüllt ist, neben das Bett. Kann man nicht einschlafen, setzt man sich an den Bettrand und stellt die Füße ins Becken. Dann tritt man während ½–1 Minute stehend oder sitzend in diesem Bad, trocknet die Füße ab und legt sich schlafen. Das Wassertreten in einem Bergbach ist besonders wohltuend. Bereits das Tautreten frühmorgens in einer kalten feuchten Wiese wirkt ähnlich.

Die Bäder

Das Überwärmungsbad
Indikation: Fieber, zur Stärkung der Fieberreaktion des Körpers, zur Stärkung der Immunabwehr bei Infektionskrankheiten, Hepatitis, Gallenwegsentzündung, Krebs. Gegenanzeige: bei Herzleiden zuerst mit Ihrem Arzt besprechen.

Zuerst trinkt man 2–3 Liter Lindenblütentee mit frischem Zitronensaft und etwas Honig aus dem Thermos. Dann legt man breite Badetücher übers Bett.

Man füllt die Badewanne mit lauwarmem Wasser und mischt 3 Tropfen reiner Thymianessenz darunter. Dann legt man sich hinein und lässt heißes Wasser nachlaufen, bis man 41° C erreicht. Durch nachlaufen lassen bleibt man bei dieser Temperatur während 10 Minuten. Dann legt man sich sofort (Vorsicht: Schwindelgefahr beim Aufstehen) ins vorbereitete Bett und schlägt sich in Badetücher ein. Mit warmen Decken zugedeckt schwitzt man während 30–45 Minuten zugedeckt nach. Danach kurze kalte Waschung und Nachruhen.

Das kalte Halbbad (nach Winternitz, Kuhne, Kneipp)
Indikation: Gallensteinleiden, Schlafstörung, Verdauungsstörung, Blähungen, Verstopfung.

Nach gründlicher Durchwärmung steigt man langsam in die Badewanne und sitzt ins kalte Wasser, das bis zum Nabel reichen soll. Tief einatmen! Man bleibt während 6–10 Sekunden (später langsam steigernd bis zu 1 Minute), im kalten Wasser, trocknet sich sofort kräftig ab und legt sich warm eingehüllt zur Ruhe. Nach Dr. Winternitz bewirkt dieses Bad, ergänzt durch einen bewegten kalten Guss des Bauches, eine Verbesserung des Pfortaderkreislaufes.

Das Dreiviertelbad
Indikation: Beruhigung, Verspannungszustände, Schlafstörung.

Badezusatz: 10 Tropfen reiner Lavendelessenz oder Melissenessenz. Badetemperatur: ca. 38° C. Der Wasserspiegel soll bis zur Brustwarze reichen. Man bleibt ca. 10 Minuten darin. Danach unbedingt kurz kühl abduschen und mindestens 20 Minuten gut zugedeckt nachruhen.

Armwechselbad
Indikation: Kopfschmerzen, Durchblutungsstörungen.

Waschbecken mit gut warmem Wasser füllen, die Arme bis Mitte Oberarme darin stark erwärmen. Man soll bei Beginn allgemein gut durchwärmt sein.

Jetzt lässt man das Wasser auslaufen und füllt das Waschbecken ganz kalt. Beide Arme 10–15 Sekunden eintauchen, bis ein etwas schmerzhaftes Kältegefühl auftritt. Dann die Arme schwingend kreisen, bis zur kräftigen inneren Durchwärmung. Nachruhen.

Wechselfußbad
Indikation: Gallenwegsentzündung, Gelbsucht, kalte Füße, Schlafstörung, Blähungen.

Man stelle 2 große Eimer nebeneinander, fülle den einen mit sehr warmem, den andern mit sehr kaltem Wasser und setze sich davor.

Zuerst taucht man die Füße und Unterschenkel während 5 Minuten ins warme Wasser, dann während 10–15 Sekunden ins kalte Wasser. Sofort warme Strümpfe anziehen, warm zugedeckt nachruhen.

Wechseldusche
Indikation: Schlafstörung, Regulationsschwäche des Kreislaufs (Morgenmuffel, Appetitlosigkeit morgens).

Zuerst duscht man während 5 Minuten sehr warm, dann ganz kurz kalt und reibt sich trocken. Sofort warm anziehen.

Waschungen

Die Leibwaschung
Indikation: Verdauungsstörungen (Darmträgheit, Blähungen), Einschlafstörung. Vorsicht: bei Blaseninfektionen (hier ist das Überwärmungsbad angezeigt).

Man soll vorher gut durchwärmt sein. Man stellt ein Becken mit kaltem Wasser und einen Frottéwaschlappen bereit. Mit dem feuchten Lappen beginnt man in der Blinddarmgegend und geht rechtsdrehend kreisförmig bis unter die Brust. 20–40 Mal. Das Tuch mehrmals wieder neu anfeuchten. Danach warm zugedeckt nachruhen.

Die Ganzwaschung
Indikation: abwehrsteigernd, Regulationsschwäche des Kreislaufs und des Wärmehaushaltes, zur Förderung der Hautdurchblutung und Anregung der inneren Organe, chronische rheumatische Erkrankungen, Nervosität und Schlafstörungen.

Bei Gallenwegsentzündung oder Gelbsucht empfiehlt sich ein Essigzusatz (Erweiterung der Hautgefäße) mit 1 Teil Essig auf 2 Teile Wasser (nach Dr. Spengler).

Vorgehen: Rechten Arm außen-innen bis in die Achselhöhle, dasselbe links, dann Hals, Brust, Leib, Rücken, rechtes Bein außen-innen, dann hinten, vom Gesäß· hinab, dasselbe links; zum Schluss beide Fußsohlen nacheinander.

Diese Waschung soll zügig erfolgen, wobei man das Tuch immer wieder ins kühle Wasser tauchen soll. Nicht sofort abtrocknen (Verdunstungskälte), dann kräftig abtrocknen und warm zugedeckt nachruhen.

Unterleibswaschung
Indikation: Darmträgheit, Blähungen. Vorsicht: bei Harnwegsinfektionen soll stattdessen das Überwärmungsbad durchgeführt werden.

Man geht genau gleich vor wie bei der Ganzwaschung, wäscht jedoch nur den Unterleib.

Kompressen und Auflagen

Die Dampfkompresse nach Kneipp
Indikation: Sie wirkt muskelrelaxierend. Koliken und Krämpfe innerer Organe, Anwendung bei Blähungen, Leber-Gallenschmerzen, Verdauungsstörungen oder Verspannungszuständen der Muskulatur.

Vorgehen: Ein gefaltetes Leinentuch geeigneter Größe wird in kochendes Wasser getaucht (Vorsicht, Verbrennungsgefahr). Das Tuch wird mittels eines Bestecks aus dem Wasser genommen, in ein Frottiertuch gelegt, hierin ausgewrungen und in ein Flanelltuch eingeschlagen, sodass eine Kompresse entsteht. Diese wird, sobald sie auf dem Oberarm nicht mehr als zu heiß empfunden wird, auf die zu behandelnde Stelle aufgelegt und mit elastischer Binde umwickelt. Sobald die Kompresse abgekühlt ist, wird sie entfernt. Danach ist mindestens eine Stunde Bettruhe nötig.

Die heiße Leberkompresse
Indikation: sie wirkt durch die Wärme krampflösend und dient zur Anregung der Leberdurchblutung, des Gallenflusses und des Leberstoffwechsels bei Verdauungsstörungen.

1 Teelöffel Schafgarbe mit ½ Liter siedendem Wasser überbrühen und zugedeckt 3–5 Minuten ziehen lassen. Nun lege man ein Wollwickeltuch, das den Leib umschließen wird, hinter dem Rücken des sitzenden Patienten bereit. Ein Baumwolltuch wird in 6 Lagen auf die Größe 60x70 cm gefaltet, mit dem Schafgarbentee übergossen und nun zu gründlichem Auswringen in ein trockenes Frottiertuch gelegt. Je trockener gewrungen, desto besser, denn dann wird die Kompresse heißer ertragen und bleibt länger warm. Die Kompresse mehrmals leicht über der Leber auf die Haut aufklatschen und dann rasch auflegen. Darüber lege man eine Gummi- oder Plastikfolie und befestige den Wollwickel straff darüber. Die Kompresse soll ½–1 Stunde belassen werden. Danach ½ Stunde ruhen.

Die heiße Rolle
Indikation: Verdauungsschwäche, Blähungen, zur Anregung der Leber, Nervosität, Schlafstörung.

Man falte 2 Frottiertücher der Länge nach und rolle sie nacheinander ganz straff und leicht verschoben so übereinander ein, dass sich am einen Ende eine Art spiralförmige Spitze bildet. Auf der Gegenseite entsteht so eine Art Trichter. Zwei weitere Frottiertücher rolle man so darum herum, dass sich der Trichter nicht mehr vertieft. Jetzt gieße man 1 Liter kochendes Wasser in den Trichter der Rolle. Ist sie genug straff gewickelt worden, saugt sie alles Wasser ein, und kein Wasser tropft unten heraus. Jetzt umwickelt man die Rolle so mit einem fünften Frottiertuch, dass dieses beidseitig ca. 20 cm übersteht und man es von beiden Enden der Rolle her wie ein Wallholz anfassen kann. Nun wird diese Rolle sanft massierend über die Lebergegend und dann im Uhrzeigersinn über den Bauch gerollt. Die Haut soll heiß und gerötet werden. Man kann sich diese Anwendung leicht selber ausführen.

Der Heublumensack
Indikation: Gallensteine, Oberbauchkrämpfe nicht entzündlicher Art. Förderung der Durchblutung der Leber, des Gallen- und Pfortaderflusses und des Leberstoffwechsels.

Man nennt ihn „das Morphium der Naturheilkunde“: Der Heublumensack besteht aus der Blütenmischung von Gräsern und Blumen einer gesunden Wiese, resp. aus dem, was nach dem Wegbringen des Heus auf dem Heuboden liegen bleibt. Die Anwendung der Heublume hat sich in der allgemeinen Rheumatologie der Universitätskliniken erhalten.

Die ätherischen Öle der Heublumen wirken stimulierend auf die Hautdurchblutung und damit auch stimulierend auf Organsysteme, die mit dem behandelten Hautbezirk reflektorisch verschaltet sind. Die Heublume eignet sich als Badezusatz. Am intensivsten jedoch wirkt das direkte Auflegen der Heublumen in einem Säcklein. Die Temperatur soll dem Wunsch des Patienten angepasst werden, und es soll täglich während 1–2 Stunden aufgelegt werden. Menschen, die allergisch auf Gräserpollen reagieren, können das Säckchen nicht selbst zubereiten. Feucht angewendet wird es jedoch auch von ihnen meist gut vertragen. Man kann Heublumen in der Apotheke kaufen und in eine Gazewindel einpacken oder bereits fertige Säcklein kaufen. Zur Erwärmung wird es mit heißem Wasser übergossen und, sobald die Temperatur erträglich ist, auf die Leber bzw. den Bauch aufgelegt. Darüber bringe man eine feuchtigkeitsdichte Schicht und zuletzt ein Wolltuch an.

Die Bauchmassage (nach Winternitz)
Indikation: Verstopfung bei Darmträgheit, Blähungen.

Der Patient liegt entspannt auf dem Rücken oder auf der linken Seite. Man beginnt im rechten Unterbauch und setzt die Massage im Uhrzeigersinn entlang des Verlaufs des Dickdarmes fort, bis in den linken Unterbauch. Dabei greift man mit beiden Händen sanft aber tief in die Bauchwand hinein und bewegt das so umfasste Gewebe sanft rüttelnd und schaukelnd.

Beschrieb einiger Wasseranwendungen und Wickel
Indikationstabelle:

Krankheitsbilder	**Anwendung**
Leber-Gallenkrankheiten	Leibwickel, Vollguss, Wechselfussbad, Ganzwaschung, Dampfkompresse nach Kneipp
Blähungen	Leibwickel, kaltes Halbbad, Wechselfussbad, Leibwaschung, Unterleibswaschung, Dampfkompresse nach Kneipp
Schlafstörung	Leibwickel, Schenkelguss, Wechselschenkelguss, Wechselknieguss, Dreiviertelbad, Wechselfussbad, Leibwaschung, Wassertreten, kaltes Halbbad, Wechseldusche, Ganzwaschung
Kreislaufschwäche, Hypotonie	Wadenwickel, Vollguss, Schenkelguss, Wassertreten, Wechseldusche, Ganzwaschung
Verdauungsstörungen	Leibwickel, Schenkelguss, Unterleibsguss, Kuhnesches Reibesitzbad (Mastdarm), kaltes Halbbad, Leibwaschung, Unterleibswaschung, Dampfkompresse nach Kneipp
Verstopfung	Leibwickel, Wechselknieguss, kaltes Halbbad, Unterleibswaschung
Venenleiden	Schenkelguss, Wassertreten
Arterielle Durchblutungsstörung	Schenkelguss, Wassertreten
Kalte Füsse	Wechselknieguss, Wechselfussbad
Entzündung der Gallenwege	Wechselknieguss
Wechseljahrbeschwerden	Leibwickel
Gelbsucht	Wechselknieguss, Wechselfussbad, Ganzwaschung (mit Essigzusatz)
Unterleibsstörungen, Prostataleiden, Frauenleiden	Lendenwickel, Kuhnesches Reibesitzbad
Proktitis (Entzündung des Enddarms)	Kuhnesches Reibesitzbad
Wärmeregulationsstörungen	Ganzwaschung
Blutdruck, Neigung zu hohem	Wassertreten
Herzbeschwerden, funktionelle	Ganzwaschung
Stärkung der körpereigenen Abwehr	Kuhnesches Reibesitzbad, Ganzwaschung
Gallensteinleiden	Kaltes Halbbad
Nervosität	Dreiviertelbad
Kopfschmerzen	Wassertreten, Armwechselbad
Appetitlosigkeit morgens (Morgenmuffel)	Wechseldusche
Muskelhartspann	Dreiviertelbad, Dampfkompresse nach Kneipp
Koliken und Krämpfe innerer Organe	Ganzwaschung, Dampfkompresse nach Kneipp
Leber-Gallen-Schmerzen	Ganzwaschung, Dampfkompresse nach Kneipp
Leberkrankheiten	Leibwickel
Halsentzündungen, Angina	Halswickel
Störung der Prostata	Unterleibsguss, Kuhnesches Reibesitzbad

Die homöopathische Therapie, miasmatisch vererbte Folgen von Krankheiten und Traumen

Die Homöopathie beruht auf der Entdeckung Samuel Hahnemanns, dass durch bestimmte physikalische Verfahren aus der Materie immaterielle Arzneimittelwirkungen herausgearbeitet werden können. Durch schrittweise Verdünnung und massive mechanische Verschüttelung wird eine für die Ursprungssubstanz spezifische Information auf die energetische Struktur des Alkoholmoleküls bzw. Zuckermoleküls gespeichert und haltbar gemacht.

Die homöopathische Arznei ist also vergleichbar mit einer Art Programmdiskette, die – ähnlich wie in der Computertechnik – ermöglicht, dem menschlichen Organismus eine ordnende Information einzugeben. Die homöopathische Arzneiwirkung ist also nicht materiell, d.h. sie greift nicht direkt in die biochemischen Vorgänge als Molekül oder Substanz ein, sondern übergeordnet, als ordnender Impuls auf elektromagnetischem Weg.

Hier treffen sich die genialen Geister Bircher-Benner und Samuel Hahnemann. Bircher erforschte in jahrzehntelanger klinischer Arbeit die nicht materielle ordnende Wirkung der rohen Pflanzenfrischnahrung auf die chronischen Krankheiten, während Hahnemann die nicht materielle ordnende Information aus den Substanzen herauslöste und deren Wirkung am gesunden und schließlich am kranken Menschen systematisch beobachtete.

Die homöopathische Arzneiwirkung ist hochspezifisch. Nur diejenige Arznei kann den heilenden (ordnenden) Impuls ausüben, die beim Gesunden genau dasjenige Symptomenbild erzeugt, das beim Kranken geheilt werden soll. Daraus geht hervor, dass eine genaue Symptomenerhebung und ein grundlegendes Verständnis der Persönlichkeit und der momentanen Gemütsverfassung des Kranken eine absolute Voraussetzung dafür ist, dass die richtige Arznei gefunden werden kann. Die falsche Arznei bewirkt nichts, die fast richtige Arznei fast nichts, die genau richtige Arznei setzt oft enorme Selbstheilungskräfte des Organismus in Bewegung.

Die Homöopathie ist bei der Behandlung der chronischen Krankheiten und ganz besonders auch der Leber-Gallenkrankheiten eine äußerst wertvolle Hilfe, auch wenn zu bedenken ist, dass sie allein nicht die Ursache der Krankheit beseitigt. Mit einer homöopathischen Therapie ohne gleichzeitige Reorganisation der Ernährungs- und Lebensweise des Patienten kann der erfahrene klassisch homöopathisch tätige Arzt oft eine sichtbare Erleichterung, in frühen Stadien auch bei manchen Leberleiden eine Heilung der Krankheit erzielen; nicht behoben sind jedoch die Ursachen: die Fehlernährung, die Darmfäulnis, die Überlastung des Bindegewebes mit Stoffwechselschadstoffen, die Blockierung der regulierenden Strukturen des Organismus (Grundsubstanz des weichen Bindegewebes), über welche die energetischen Ordnungsimpulse geleitet werden (Pischinger, Heine, 1991). So schreitet die Krankheit vom erreichten, gebesserten Stadium aus weiter fort. Der homöopathische Arzt weiß, dass gegen die Summe der destruktiven Einflüsse aus falscher Ernährung, Reiz- und Aufputschmittel, Alkohol, Schadstoffe, sowie gegen eine den Tag/Nachtrhythmus missachtende Lebensweise nicht anzukommen ist.

Auf der anderen Seite lehrt aber die Erfahrung, dass viele, zum Teil schwere Formen der Leber-Gallenkrankheiten bei konsequenter Durchführung der von Bircher-Benner aufgestellten Ordnungs- und Ernährungstherapie heilbar sind. Bei der Ordnungstherapie dieser Krankheiten in der Klinik ist die Homöopathie eine sehr wertvolle Hilfe, besonders da, wo gerade dieser ordnende Impuls der homöopathischen Arznei in der Lage ist, den schwerkranken Menschen aus einer kritischen Lage herauszubringen und die dekompensierten Regulationsvorgänge so weit in die heilende Richtung zu weisen, dass die Selbstheilungskräfte rasch in Gang kommen können und die Ordnungstherapie sofort ihre volle Wirkung entfalten kann.

Eine zweite Indikation zur klassischen Homöopathie ist die sogenannte miasmatische Belastung. Dabei handelt es sich um vererbte Konstitutionsschwächen, die aus der Sicht der Homöopathie vererbte Folgen falsch behandelter Krankheiten oder ungeheilter körperlicher oder seelischer Traumen der Vorfahren sind. Diese konstitutionellen Schwächen sind meistens schon ab der Geburt erkennbar, können aber auch erst viel später, zum Beispiel als Panikzustände in bestimmten Situationen, als Phobie, in Erscheinung treten, deren Ursache aus der persönlichen Biographie, auch bei genauer, etwa in einer Psychoanalyse erworbener Kenntnis der frühesten Kindheit nicht erklärt werden kann. Das genaue Verständnis des Gefühles während der Angstzustände und während der Träume des Patienten ermöglicht dann die präziseste Mittelwahl. Rein körperliche, miasmatisch vererbte Schwächen gibt es nicht wirklich, auch wenn sie vererbte Krankheitsfolgen sind. Tausende von Heilungsverläufen haben gezeigt, dass bei jeglichem Verschwinden körperlicher Symptome seelische Inhalte ins Bewusstsein auftauchen, die der zuvor verstimmten Lebensenergie angehört hatten. So tauchen zum Beispiel in Träumen Kriegsbedrohungen auf, bei Menschen, die nie Krieg erlebt und sich nie mit Kriegsgeschichten oder Kriegsfilmen befasst haben, so schon bei Kleinkindern. Miasmatisch vererbte Traumen können Jahrhunderte zurückliegen. Wir unterscheiden diese klar von seelischen Inhalten des kollektiven Unbewussten (C.G. Jung, 1964, 1970, 1971)), bei welchem es sich wahrscheinlich um über geologische Zeitalter hinweg ins Erbgut übergegangene allgemeine Erfahrungen der Menschheit handelt, wie etwa Traumbilder von Drachen (Sauriern). Das kollektive Unbewusste ist allgemein, in jedem Menschen in derselben Weise vorhanden, die miasmatische Belastung ist streng individuell, sie betrifft nur genau eine Person und muss bei dieser geheilt werden, um nicht mehr weitervererbt zu werden.

Die Vielzahl der für eine und dieselbe Krankheitsdiagnose in Frage kommenden homöopathischen Arzneien entspricht der unendlichen Vielfalt der menschlichen Individualität. Behandelt wird hier nicht die Krankheit, sondern die individuelle Störung der körperlichen, geistigen und seelischen Persönlichkeit des Kranken. Anamnese und Therapie werden dadurch für den Patienten und den Arzt in jedem Krankheitsfall zu einer faszinierenden Entdeckungsreise, die, wenn sie vom Arzt richtig geführt wird, eine Vertiefung des Verständnisses und des Bewusstseins des Patienten für seine Persönlichkeit und seine Krankheit bewirkt. Diese so erworbenen Erkenntnisse bilden gleichzeitig die ideale Grundlage zur Planung der gesamten Ordnungstherapie, die bei der Heilung chronischer Krankheiten auf keinen Fall durch die homöopathische Therapie ersetzt werden kann, soll es zu einer echten, dauerhaften Heilung kommen.

Die neue wissenschaftliche Akupunktur

Die Akupunktur ist eine der ältesten Methoden, die Regulationstätigkeit des Organismus anzuregen und zu leiten. In den letzten Jahren hat sie in vielen Arbeiten der Grundlagenforschung eine schon recht solide wissenschaftliche Basis erhalten (König und Wancura, 1989; Heine, 1990 u. v. a.). Die chinesische Medizin hat in ihrer jahrtausendealten Erforschung der therapeutischen Wirkungen aufgezeigt, wie die einzelnen Organe, Muskelgruppen und Körperschichten miteinander verschaltet sind. Diese Erkenntnisse stimmen genau mit den neurophysiologischen Kenntnissen unserer westlichen Medizin überein, gehen aber weit darüber hinaus. Nach der chinesischen Medizin können äußere, zum Beispiel klimatische und jahreszeitliche Einflüsse und innere Faktoren wie Gemütsbelastungen unsere Grundregulation aus ihrem vielfältigen Gleichgewicht bringen und so die Krankheiten verursachen.

Die sogenannten Meridiane sind – wie die therapeutische Erfahrung aufgezeigt hat – innere Verbindungsbahnen, mit denen die Akupunkturpunkte miteinander verschaltet sind. Wir können sie verstehen als Hauptleitungsbahnen des bindegewebigen Grundregulationssystems (Pischinger und Heine, 1990). Die anatomische Struktur der Akupunkturpunkte ist von Heine (1990) einwandfrei nachgewiesen worden.

Die Akupunktur hat sich bei den Leber-Gallenkrankheiten als konstitutionelles Umstimmungsverfahren bewährt. Ist sie bei sachgemäßer Anwendung nicht wirksam, so sind Fokalherde im Sinne des Störfeldes der Neuraltherapie dafür verantwortlich. Diese müssen unbedingt saniert werden.

Die Neuraltherapie nach Huneke

Die Neuraltherapie ist ein ordnungstherapeutisches Umstimmungsverfahren durch Injektionen mit Procain, einem Lokalanästhetikum. Procain wurde in den Zwanzigerjahren des letzten Jahrhunderts erstmals hergestellt. Durch eine kleine Änderung am aus der Kolanuss stammenden Cocainmolekül konnte die stimmungserheiternde, suchtgefährdende Wirkungskomponente vollständig zum Verschwinden gebracht werden. Es gibt also keine Euphorisierung und keine Abhängigkeitserscheinungen von Procain.

Vor dieser Synthese kannte die Medizin nur das Cocain als Lokalanästhetikum für chirurgische Wundversorgungen, später wurde Lidocain synthetisiert, das noch heute in der Chirurgie oft verwendet wird. Die Neuraltherapie zieht das Procain dem Lidocain vor, da es im Gegensatz zu allen anderen lokalbetäubenden Mitteln gefäßerweiternd wirkt, ohne jede Belastung der Leber direkt über die Nieren ausgeschieden und auch in großen Mengen nebenwirkungsfrei vertragen wird.

Das Membranpotential (Ladungsgefälle) an den Zellmembranen ist entscheidend für deren Fähigkeit zur energetischen und metabolischen Funktion. Die Zellen erkrankter, reflektorisch oder energetisch belasteter Gewebsbezirke leiden unter einer anhaltenden Depolarisation ihrer Zellmembranen. Sie bringen nicht die Energie auf, das gesunde Ladungsverhältnis wiederherstellen zu können, beeinflussen sich gegenseitig und andere Körperregionen, die mit ihnen reflektorisch verbunden sind, negativ. Im Innern der Zellen herrscht dann eine ständige Stoffwechselschuld, mit Anhäufung nicht verarbeiteter Abbauprodukte. Das belastete Gewebe ist übersäuert, verhärtet, gegenüber dem gesunden Gewebe elektrisch aufgeladen und meistens schmerzhaft. Es wird energetisch zum Störfeld für andere, mit ihm in Verbindung stehende Körperbezirke oder Organe, die sich in der Folge selbst durch Funktionsstörungen oder Schmerzen bemerkbar machen.

Ein Organismus, der mit mehreren solchen Störfeldern belastet ist, kann die Störung oft lange Zeit aushalten und kompensieren. Kommen aber neue Störfelder hinzu, verliert er nach und nach seine Regulationsfähigkeit und wird als Ganzes krank. Oft beobachtet man auch das Phänomen des „Zweitschlages“: Ein Unfall, eine akute Krankheit, eine belastende Zahnbehandlung oder oft ein schicksalshafter seelischer Schlag bringen das Ganze zum Kippen. Die akute Belastung übersteigt die Kompensationsfähigkeit des Organismus; er wird insgesamt krank und verfällt in Mut- und Kraftlosigkeit, in eine tiefe Depression. Kennt man diese Verhältnisse nicht, so besteht hier die Gefahr einer in diesem Falle falsch gewählten und deshalb unwirksamen Behandlung, zum Beispiel einer Psychotherapie oder einer Verschreibung von Psychopharmaka. Dabei ist hier die einzige durchgreifend wirksame Therapie die Neuraltherapie.

Mit der sorgsamen, langsamen und nur wenig schmerzenden Injektion des Procains in ein Störfeld werden die Membranen sämtlicher Zellen des belasteten Gewebes für 20 Minuten vollständig aufgeladen (polarisiert). Diese 20 Minuten der anästhesierenden Wirkung des Procains dichten sämtliche Zellen des Störfeldes gegen jegliche äußere Einflüsse und Reize vollständig ab. Diese Schonzeit genügt erfahrungsgemäß für deren weitgehende Regeneration.

Jede erkrankte oder funktionsuntüchtige oder verletzte Zone des Körpers ist zunächst ein Störfeld, das je nach der Regulationsfähigkeit des Körpers ganz oder eben nur unvollständig ausheilt. Verbleibende Störfelder sind neben Fremdkörpern oder Schwermetallen (Amalgame der Zähne) alle chronisch kranken oder unvollständig regenerierten Gewebsbezirke wie Narben, Zahnwurzelgranulome, Entzündungsherde. Ein ganzes krankes Organ kann zum Störfeld werden und im Falle etwa einer kranken Leber oder Gallenblase für Migräneanfälle verantwortlich sein, wobei sich deren gestaute, blockierte Energie periodisch entlang den Meridianen und Blutgefäßen zum Kopf hinauf zu entladen pflegt. Andere typische störfeldbedingte Krankheiten sind die Neuralgien, die bei Behandlung der verantwortlichen Störfelder schlagartig und dauerhaft zu verschwinden pflegen. So kann die Behandlung von Vernarbungen, die von einer zweimaligen Operation der Rachenmandeln herrühren, zum Beispiel nicht selten Menstruationsstörungen zum Verschwinden bringen oder eine Kinderlosigkeit beheben, da die Hypophyse – durch eine zarte Knochenlamelle getrennt – sich in Millimeternähe darüber befindet; oder es kann ein hartnäckiger, über Jahre bestehender Reizzustand mit chronischer Infektion des Blasenhalses durch die Behandlung der Herzoperationsnarbe vor dem Brustbein schlagartig behoben sein. Wir sprachen schon vom gewaltigen Störfeld des kranken Darmes für die Leber und vom Verschwinden des „Postcholezystektomiesyndroms", der nach der Gallenblasenoperation fortbestehenden Gallenschmerzen, durch die Infiltration der Operationsnarbe mit Procain. Erfahrungsgemäß kann irgend ein noch so kleines Störfeld irgendwo im Körper auch für Störungen der am weitesten von ihm entfernten Körperregion verantwortlich sein. Ist nur ein einziges Störfeld für eine Krankheit, zum Beispiel eine rheumatische Arthritis, verantwortlich, so beobachtet man im Augenblick der Infiltration mit Procain ein vollständiges Verschwinden der Gelenkschmerzen, das mindestens einen Tag anhält. In diesem Fall spricht man von einem „Sekundenphänomen". Bei erneuter Infiltration des Störfeldes hält dann die Beschwerdefreiheit viel länger oder für immer an.

Solche Sekundenphänomene beobachtet der neuraltherapeutisch tätige Arzt mehrmals im Jahr. Meistens bestehen aber mehrere bedeutende Störfelder. Dann wird die Krankheit nur durch die Behandlung sämtlicher Störfelder, aber dennoch anhaltend und dauerhaft gebessert.

Die Neuraltherapie ist eine der wichtigsten regulativen und damit ordnungstherapeutischen Verfahren geworden, besonders da, wo die Regulationsfähigkeit und damit die Stimulation der Selbstheilungskräfte durch multiple Störfelder blockiert ist. Man spricht in dieser Situation von einer Regulationsblockade. Solche Menschen sind bei Infektionen nicht in der Lage, Fieber zu bilden, sind auf Wetterlagen, Temperaturschwankungen und alle äußeren und inneren Einflüsse außerordentlich empfindlich und haben in der Regel neben allen klassisch medizinischen Therapien und Psychotherapien bereits eine Vielzahl von regulativen Therapieversuchen hinter sich, ohne jeden Erfolg, bis endlich mit der Neuraltherapie ihre Regulationsfähigkeit wieder in Gang gesetzt werden kann.

Eine weitere sehr wertvolle Möglichkeit der Neuraltherapie ist die Segmenttherapie. Hier nutzt man die Reizung der mit inneren Organen reflektorisch verschalteten Hautareale (Headsche Zonen) durch das Setzen von Hautquaddeln, um die Funktionsfähigkeit des zugehörigen Organes zu regulieren. Wir haben diese Methode bei der Behandlung der akuten Gallenkolik bereits erwähnt.

Operative Verfahren

Die Entfernung einer unheilbar kranken Gallenblase (Cholezystektomie) ist heute durch die endoskopische Technik zu einem kleinen Eingriff geworden. Auch bei diesem Vorgehen entsteht danach das Narbenstörfeld in Form des oben beschriebenen Postcholezystektomiesyndroms, eines teilweisen Fortbestehens von Gallenblasenschmerzen und verlangt eine neuraltherapeutische Nachbehandlung. Die neue Operationstechnik hat aber entschiedene Vorteile und viel kleinere Operations- und Narkoserisiken. Die Entfernung solcher Gallenblasen ist auch gerade darum wichtig, da die unheilbar gewordene Gallenblase die Körperregulationen meistens stark stört.

Bei ungenügend gewordener Leberfunktion infolge der Leberzirrhose wird heute immer häufiger die Lebertransplantation lebensrettend eingesetzt. Dabei wird die Leber als ganzes Organ entfernt und sogleich durch eine Spenderleber ersetzt. Sie kann nur Menschen empfohlen werden, die an keinen weiteren schwerwiegenden chronischen Krankheiten leiden. Nach der Transplantation ist eine lebenslängliche immunsupressive Therapie (Cyclosporin) notwendig, um die natürliche Abstoßungsreaktion des Organismus gegen das ihm fremde Organ des Spenders zu verhindern.

Seit 1983 konnte die Überlebenschance nach der Lebertransplantation allmählich verbessert werden. 4/5 der operierten Patienten können mit dem Spenderorgan ein weiteres Jahr leben, etwa 60% mindestens 5 Jahre.

Zurzeit können gut 80% der Menschen, welche die Lebertransplantation vertragen haben, wieder teilweise arbeiten. Es gibt auch einzelne Berichte von sehr guten Verläufen mit wirklich befriedigendem Erleben der Jahre nach der Transplantation.

Der Heilplan

Leber- und gallenkranke Menschen geraten häufig nicht nur körperlich, sondern auch geistig und seelisch aus dem Gleichgewicht. Es besteht ein Gefühl von Kränkung, von Missachtung. Begegnen andere Leute diesen Menschen nicht mit Achtung, so kann eine besondere Verletzlichkeit Gefühle von Hass, Zorn oder schmerzlicher Bitterkeit hinterlassen. Dies führt dann genau so wie oft kleinste Diätfehler zu einem Rückfall der Leberkrankheit. Es fehlt die frühere Leichtigkeit, es wird alles schwer, mühselig und zu ernst. Das Leben wird so zu einem oft nur im Innern ausgetragenen Kampf mit möglicherweise kränkenden Menschen und mit der eigenen Schwäche. Dieses trübselige Gefangensein in einem Teufelskreis um die Achtung der eigenen Person und um die Vermeidung von Rückfällen, diese scheinbar aussichtslose Situation kann jedoch oft durch den richtigen Heilplan eine günstige Wendung erfahren. Die Erfahrung zeigt, dass gerade die Heildiät den entscheidenden Ausweg aus dem Leiden einleitet. Wird sie sorgfältig durchgeführt, so verschwinden die Rückfälle. Die Lebenskräfte, Leichtigkeit und Lebensfreude und eine neue positive Willenskraft kommen allmählich zurück. Ein solches Wachsen kann aber nur entstehen, wenn die Patienten zu einer natürlichen Lebensordnung zurückfinden. Darin eingebettet gewinnen die autonomen Heilungsvorgänge an Intensität. „Ein Leben im Reiche der Ordnungen", hat Bircher-Benner gelehrt. Diese hippokratische Forderung ist die größte Hilfe bei einer erfolgreichen Heilbehandlung – keine „Wunderkur", aber ein erprobter, äußerst wirksamer Weg zur Gesundheit.

Die Heildiät

Zunächst wird die Ernährung auf rein pflanzliche Rohkost beschränkt. Diese Diät ist arm an Fett und frei von tierischen Eiweißen und enthält praktisch keine rasch aufschließbaren (sogenannten „schnellen") Kohlenhydrate wie Brot, andere Mehlspeisen und einfache Zuckerarten. Dadurch erfährt die Leber eine äußerst wohltuende Entlastung, sie kann sich Tag für Tag in ihrer Funktion erholen. Dieser Weg hat sich als am zuverlässigsten für eine Umstimmung bewährt.

Völlig zu vermeiden sind Reizmittel wie Kaffee, Schwarztee, Süßigkeiten und Alkohol, um die Wirkung der Rohkost nicht abzuschwächen oder gar aufzuheben. Alle Reizmittel blockieren die Körperregulation und verhindern dadurch das Erwachen der Selbstheilungskräfte. Mit dem Rauchen und dem Alkoholgenuss aufzuhören ist unter kundiger ärztlicher Begleitung ohne weiteres möglich. Gerade hier können die Homöopathie und die Akupunkturbehandlung die Entzugssymptome wirksam bekämpfen und den Willen des Patienten – so vorhanden – wirksam unterstützen. Auch kleinste Alkoholmengen wirken toxisch auf die Leber und müssen in jedem Falle vermieden werden. Die Rohkostdiät bringt die Entschlackung, Entquellung und Entwässerung des weichen Bindegewebes in Gang; danach kann es im Zwischenzellgewebe der Leber und des Darmes seine wichtige Vermittlungs- und Selektionsaufgabe im Ernährungsvorgang und im Entgiftungsgeschehen der Leber wieder aufnehmen und seine Regulationsaufgabe erfüllen.

Durch den Anstieg der Membranpotentiale der Zellen verstärken sich die Lebensvorgänge aller Gewebe. Die Alkalireserven nehmen zu. Die zentralnervösen Regulationszentren erholen sich, ebenso die endokrinen Funktionen. Die roten Blutkörperchen erhalten ihre elastische Verformbarkeit zurück, die Tendenz der Blutplättchen zur Verklumpung nimmt ab, „Blood-sludge" und Gefäßkrankheiten werden verhindert, die Sauerstoffversorgung der Organe wird verbessert und damit deren Funktionstüchtigkeit. Die Galle gewinnt an ursprünglicher Qualität, das Milieu im Darm wird saniert, sodass der häufige Pilzbefall verschwindet und sich an der Darmschleimhaut eine gesunde Mikroflora breit macht, ohne die wir nicht gesund sein können. Die Darmschleimhaut wird nun wieder von einer gesunden Schleimschicht überzogen, die mit ihrem hohen Gehalt an IG-A Antikörpern dafür sorgt, dass die Lymphzellsysteme der Darmschleimhaut körperfremde von körpereigenen Substanzen rasch unterscheiden können, sodass keine Allergieantikörper (IgE) gebildet werden müssen.

Damit geht die so häufige Allergielage des Organismus zurück, Heuschnupfen und Ekzeme bessern sich. Die über Jahre im Bindegewebe eingelagerten Giftstoffe gelangen nach und nach zur Leber und können nun – nachdem sich deren Stoffwechselfunktion erholt hat – ausgeschieden werden. Diese Gesamtregeneration des Organismus ist schon in den ersten Wochen der Diät deutlich spürbar und verstärkt sich Tag für Tag zu einem neuen Wohlbefinden und einem Gefühl der Unbeschwertheit. Es ist wirklich staunenswert, wie ein Organismus unter dem Einfluß dieser Diät aufzublühen beginnt.

Wenn sich nach 2–4 Wochen reiner Rohkost eine befriedigende Besserung einstellt, kann die Ernährung erweitert werden durch Gemüsebouillon, Vollkornbrei und gekochte Kartoffeln in der Schale. Oft hat es sich bewährt, diese Erweiterung mit Tagen strenger Rohkost abzuwechseln, indem man zum Beispiel am Montag und Dienstag reine Rohkost genießt und diese von Mittwoch bis Freitag durch Gemüsebouillon und Pellkartoffeln ergänzt. Erst am Wochenende kommen dann etwas Vollkornbrot oder Vollkornbrei dazu, ergänzt mit gedämpftem Broccoli, Fenchel oder frisch gedämpfter Artischocke. Broccoli und Artischocken sowie die Gewürze Rosmarin und Kümmel fördern die Entgiftung in der Leber. Zeigen sich weitere gute Fortschritte und können die Besserungen auf einem gewissen Niveau gefestigt werden, so sind noch mehr Zulagen erlaubt: weitere gekochte Gemüse, etwas häufiger Vollkornbrot mit etwas Quark mit Frischkräutern. Allerdings muss die Ernährung weiterhin salzarm, fettarm, aber frischkostreich sein und ganz frei bleiben von den erwähnten Reizmitteln, von Fleisch und denaturierten Nahrungsmitteln. Bei Rückfällen ist zu rasch aufgebaut worden, und die einzelnen Diätstufen müssen länger durchgeführt werden. Durch die starke Verbesserung der Reaktionslage des Organismus und die Überwindung der in den ersten Wochen möglichen Heilkrisen erleben die Patientinnen und Patienten mit Erleichterung und Freude die erstaunliche Heilwirkung der Diät. Die Erfolge spornen an, und das Weiterfahren auf diesem Wege zur Genesung fällt nicht mehr schwer.

Es folgen hier nun einige besondere Ratschläge für verschiedene Formen der Leber-Gallenkrankheiten wie Hepatitis und Gallenblasenentzündung.

Die Behandlung der Hepatitis

Beim ersten Temperaturanstieg sind Bettruhe und ärztliche Behandlung angezeigt, denn die möglichen Komplikationen verlangen sofortiges Eingreifen oder rechtzeitiges Vorbeugen.

Da die Galle infolge der Entzündung des Lebergewebes und der Gallengänge ins Blut zurückgedrängt wird und ihr Einströmen in den Darm teilweise oder ganz verhindert ist, steht im Darm keine Galle zur Verdauung von Fettstoffen zur Verfügung. Fett muss daher ganz vermieden werden, mindestens solange die Gelbsucht anhält. (Erst dann dürfen in geringer Menge und ohne jede Erhitzung Nussmargarine, Olivenöl, Pflanzenmargarine mit hohem Anteil an ungesättigten Ölen und höchstens spurenweise flüssiger Rahm verwendet werden.)

Im ersten Stadium der Krankheit wird sowieso jede Nahrungsaufnahme abgelehnt. Dann wird mit Vorzug warmer Kräutertee aus Pfefferminze oder Kamille, ganz schwach mit Honig gesüßt, oder ungesüßter Blähungs- oder Bittertee gegeben. Honig kann auch in kleinen Mengen allein mit Wasser verdünnt gereicht werden. Frischer verdünnter Zitronensaft darf dem Tee zugegeben werden. Er wird auch, pur angeboten, meistens angenehm empfunden. Gerne wird auch frisch gepresster Grapefruit- oder Beerensaft löffelweise genommen. Besonders günstig wirkt frisch gepresster roter oder schwarzer Johannisbeer- oder Heidelbeersaft, sofern frische Beeren erhältlich sind. Ferner sollen ganz fein geschnittene Apfelscheibchen oder keimfreie und kernlose Rosinen gereicht werden. Außerdem ist roher Gemüsesaft von Karotten, Randen (rote Beete), Tomaten, grünen Blättern, ganz frisch ausgepresst, direkt aus der Saftpresse zu geben. Später kommen ein paar Salatblätter, fein geriebene Karotten und besonders Rettich oder Radieschen, Chicoree und junger Löwenzahn dazu.

Neben der Diät ist eine regelmäßige Darmentleerung äußerst wichtig, da der gallenlose Darminhalt sehr zu Fäulnis neigt. Die Rückvergiftung der Leber vom Darm her muss unbedingt vermieden werden. Der Stuhl ist lehmfarbig grau, nicht zu verwechseln mit dem hellgelben gesunden Stuhl bei reichlicher Rohkost! Sobald die ersten Zeichen gelblicher Färbung im Stuhl erscheinen, ist der Höhepunkt der Krise überwunden. Dann soll nach dem Abklingen der akuten Erkrankung die Ernährung auf die vier Diätstufen eingestellt werden. Bei chronisch persistierender (anhaltender) Hepatitis B ist besonders zu empfehlen, immer wieder Rohkostwochen einzuschalten.

Die Darmregulierung

Außer Kamilleneinläufen nach Bedarf, muss die Darmentleerung durch die Nahrung und durch spezielle Zusatzstoffe angeregt werden: durch reichlich rohe Frischnahrung, saure Milchprodukte wie Buttermilch und Magerquark, Leinsamenschleim (s. Rezept), der den Obst- oder Gemüsesäften zugesetzt wird, oder aufgeweichte Leinsamen (2 Tassen pro Tag), oder Leinsamenflocken, von denen 3 Esslöffel dem Birchermüesli zugegeben werden. Auch Psylliumsamen (2–3 Esslöffel täglich) sind wichtig, jeweils ein Esslöffel 1 Stunde vor dem Essen in warmem Wasser eingeweicht. Dies sind lauter Naturprodukte, die den Darm anregen, ohne mechanische oder chemische Reize auszuüben.

Die Heilerde (Naturgen, Luvos, Aion A u. a.) ist ebenfalls zur schonenden Regulierung der Darmtätigkeit geeignet. Man nehme 1 gehäuften Teelöffel 1 Stunde vor jeder Mahlzeit und, wenn nötig, abends nochmals 1–2 Teelöffel. Die Dosierung soll individuell angepasst werden.

Karlsbadersalz soll nur nach ärztlicher Verordnung und Dosierung angewendet werden. Es ist ein ausgezeichnetes Gallenweg- und Darmreinigungsmittel, kann aber, wenn übertrieben oder längere Zeit eingenommen, leicht als Reiz wirken und den Mineralhaushalt stören.

Karlsbader Mineralwasser (Mühlebrunnen) hingegen wirkt mild und natürlich und darf bei Bedarf oder im Wechsel mit den oben beschriebenen Hilfsmitteln problemlos eingenommen werden (1 Glas morgens nüchtern, lauwarm, schluckweise getrunken). (Ebenso Nürtinger Heinrichsquelle, Staatl. Fachingen und Grenzacher Heilwasser.)

Über die physikalischen Anwendungen, die Phytotherapie und die homöopathische Therapie der Hepatitis wird in den entsprechenden Kapiteln berichtet.

Die Behandlung der Leberzirrhose
Es gelten die allgemeinen Regeln wie bei der Hepatitis und die Diätstufen II und III. Wenn keine Milcheiweiß-Allergie vorliegt, sind Buttermilch, Sauermilch, Kefir, Magerquark und Nature-Joghurt wertvolle Eiweiße (keine UHT-Produkte).

Die Behandlung der Gallenblasenentzündung (Cholecystitis)
Nebst den allgemeinen Regeln wie bei der Hepatitis ist unbedingt auf eine knappe Nahrungsmenge zu achten. Es darf kein plötzliches Überlasten des Gallensystems geben. 3 kleine Hauptmahlzeiten mit 2 kleinen Zwischenmahlzeiten genügen, zuerst gemäß der Diätstufe II, später fettarme Schondiät Stufe III. Gutes Kauen und Einspeicheln der Nahrung ist wichtig. Dazu werden – sorgsam gewählt – die vorgeschlagenen Kräutertees und gallentreibenden Mineralwässer reichlich getrunken. Eisgekühlte Getränke und Alkohol müssen unbedingt vermieden werden. Die Darmtätigkeit muss rasch geregelt werden.

Zur Vorbeugung und zur Vermeidung von Rückfällen

Wie verschieden auch die Ursachen der Leber-Gallenkrankheiten sein mögen, die bei der Entstehung der Krankheit zusammenwirkten, so gehen sie doch letztlich alle auf Störungen der Lebensordnungen zurück. Wie schon die hippokratische Schule und Paracelsus, so lehrte Bircher-Benner in aller Konsequenz „die Verhütung des Unheilbaren durch ein Leben im Reiche der Ordnungen".

Für die meisten Menschen bewegt sich das Leben heute aber keineswegs „im Reiche der Ordnungen"! Im Gegenteil: Streß bei der Arbeit, ein ständiges Übermaß an Erregungen und Eindrücken, Verstrahlungen, Vergnügungen, unausgeglichenes Essen und Trinken, Reizmittel, Alkohol, Medikamente, schwächen mit der Zeit die Widerstandskraft gegen Krankheiten. Mangel an Bewegung und frischer Luft und zu kurzer Schlaf reduzieren ebenfalls die Lebenskräfte. Für besinnliche Stunden und kreatives Tun findet der moderne Mensch kaum die nötige Muße.

Aus seinem Teufelskreis aber führt ihn kein Wundermittel heraus, sondern nur die Rückkehr zur natürlichen Lebensordnung. Diese Wahrheit ist einfach und der Weg offen für jedermann. Aber begehen muß ihn jeder und jede selber. Diese Einsicht ist ganz besonders wichtig für Patienten, die eine schwere Leberkrankheit überwunden haben und einen Rückfall vermeiden wollen. Aber auch wer sich vor Leber-Gallenkrankheiten und allen chronischen Krankheiten bewahren will, muß diese Zusammenhänge verstehen.

Das Reich der Ordnungen fängt beim *Tagesrhythmus* an. Früh aufstehen und früh schlafen gehen. Wer nicht zu den seltenen „angeborenen" Nachttypen gehört, wird staunend erleben, wie viel frischer und leistungsfähiger man sich dabei fühlt.

Das vegetative Nervensystem ist in seinem Wechsel zwischen Anstrengung und Erholung auf Übereinstimmung mit dem zirkadianen Rhythmus (Tag und Nacht) eingerichtet und erschöpft sich viel zu rasch, wenn die Nacht zum Tag und der Tag zur Nacht gemacht werden. Zum natürlichen Rhythmus gehört auch eine ausreichende Mittagspause mit einem entspannt genossenen Mittagessen und einer anschließenden Mittagsruhe. In der modernen Arbeitswelt läßt sich eine solche Mittagspause jedoch sehr häufig nicht einhalten. Einstündige Mittagspause, Verpflegung in Kantine, Restaurant oder am Imbißstand sind die Realität.

Aus diesen Sachzwängen kann man sich befreien, indem man wenigstens kein Junkfood oder Fastfood kauft und stattdessen von zuhause einen kleinen gesunden Lunch (Früchte, Nüsse, Brote mit Rohgemüse und eventuell Magerquark mit frischen Kräutern oder etwas fettarmem Frischkäse) mitnimmt, den man am Arbeitsplatz (im Sommer im Freien) essen kann und statt zu schlafen sich eine Viertelstunde bewegt. Ein Kompromiß zwar, aber in einer Situation, die sich nicht ändern läßt, eine annehmbare Lösung. Die Hauptmahlzeit am Abend sollte dann möglichst früh eingenommen werden und nichts Schwerverdauliches enthalten.

Die Körperbewegung ist ein anderes wichtiges Thema! Der heutige Mensch sitzt zu viel, bewegt sich zu wenig. Daneben zeigt sich allerdings ein gewisser Trend zu mehr körperlicher Aktivität in allen Formen moderner Bewegungsmöglichkeiten wie Joggen, Mountainbiken, Snowboarden, Skaten und so weiter.

Man kann sich aber auch „altmodisch" bewegen und schwimmen, wandern, spazieren, Ballspielen. Die energetisch angestrengten Sportarten entsprechen der modernen Lebens- und Denkweise vielleicht besser. Wichtig ist aber eher ein regelmäßiges, tägliches „kleines" Bewegungsprogramm als große Wochenendleistungen, die einen Nicht-Sportler mehr stressen denn entspannen.

Regelmäßig soll auch *bewußtes Atmen* geübt werden. Tiefes Atmen ist für die Durchblutung der Leber und der Nieren von großer Bedeutung. Man legt sich bei geöffnetem Fenster ins Bett, auf den Boden oder in einen Lehnsessel und beobachtet zuerst die spontane Atmung. Dann hilft man der Atmung, indem man dem Rückenmark entlang bis zum Scheitel einatmet, um gleich darauf in den Unterleib und bis in die Zehen hinunter auszuatmen. Auch auf einem Spaziergang kann bewusster geatmet werden. Sehr zu empfehlen ist ein tägliches *Luftbad* von 5 Minuten: Man stellt sich nackt ans offene Fenster oder legt sich im Sommer auf den Balkon oder an ein verstecktes schattiges Plätzchen im Garten und massiert die Haut am ganzen Körper mit einer Trockenbürste. Sonnenbäder darf man heute leider nicht mehr bedenkenlos genießen. Weil aber bei *sinnvollem Sonnenbaden* die Haut sich strafft und samtweich wird und der ganze Organismus auflebt, sollte man nicht völlig darauf verzichten, jedoch die bekannten Vorsichtsmaßnahmen beachten: Leichte Bewegung ist besser als regungsloses „Braten", Sonne von 11 bis mindestens 15 Uhr meiden, nie den Kopf unbedeckt lassen, die ersten 30 Minuten ohne Sonnencreme, damit das lebenswichtige UVA-Licht nicht ausgefiltert wird, dann mit kristallinem Sonnenschutzmittel. Das UVB-Licht ist für die Bildung des Vitamin D3 und das Immunsystem von großer Bedeutung. In den Niederungen unter 1000 m.ü.M. dringt es aber nur in den Sommermonaten durch die Atmosphäre der Erde, doch wird Vitamin D in der Leber gespeichert für den Winter. Sonnenschutzmittel mit genügend hohem Lichtschutzfaktor verwenden. Eine 30-minütige Dauer genügt völlig für die heilende Wirkung eines Sonnenbades. Abschließend ist eine erfrischende kühle Dusche wichtig.

Wasseranwendungen sind auch Leber-Gallenkranken anzuraten. Sie bewirken eine intensive Belebung der geschwächten Reaktionsfähigkeit durch den Kältereiz. Die reflektorische tiefe Einatmung beim ersten Kontakt mit dem kalten Wasser ist ein wertvoller Atemreiz. *Wechselwarme Duschen* werden meist gut ertragen; sie kräftigen den Körper und verleihen Wohlgefühl: täglich steigernd 1, 2, 3 Minuten heiß und dann 20–40 Sekunden kalt, 2–3 mal im Wechsel. Es entsteht eine intensive Hautrötung, Müdigkeit verschwindet. Kalte Güsse mit kräftigem Strahl über Arme und Beine erfrischen herrlich, werden aber nur angewendet, wenn man gut durchwärmt ist und sich genügend bewegt hat, nicht aber direkt nach dem Aufstehen.

Wechselwarme Fußbäder helfen bei Kopfschmerzen und Blutandrang zum Kopf: zwei tiefe Eimer, einer mit 39 °igem Wasser (bis Wadenhöhe), der andere mit kaltem Leitungswasser gefüllt. Die Füße 5–10 Minuten im heißen, dann 10–20–40 Sekunden im kalten Wasser, ca. 3mal wiederholen, immer heißes Wasser nachfüllen und mit kaltem Wasser abschließen. Gegen Schlafstörungen kann Wassertreten in einem Kübel mit kaltem Wasser (12 cm hoch) oder in der Badewanne helfen. Nicht anzuwenden sind zu lange und zu heiße Bäder.

Wichtig ist das *Überwärmungsbad* zur Durchblutungs- und Abwehrsteigerung. Dieses wurde im Kapitel über die Hydrotherapie beschrieben. Das dadurch erzeugte Fieber und die intensive arterielle Durchblutung sind für die Regeneration der Leber sehr wertvoll. Mit dem gründlichen Nachschwitzen erfolgt eine zusätzliche Entgiftung über die Haut.

Die Ernährung. Zur Vorbeugung und Rückfallverhütung müssen Menschen mit Leber-Gallenkrankheiten vor allem auch in der Ernährung zurückfinden ins „Reich der Lebensordnung". Sie brauchen eine lebensfrische Nahrung mit Obst, Rohgemüsen, Salaten und Nüssen. Mindestens 50, besser aber 60–70% der Nahrung soll vegetabile Rohkost sein. Dazu Vollkorngerichte, Gemüse und Kartoffeln und wenig Frischmilchprodukte. Für die Saucen zum Rohgemüse soll man nur kaltgepresste Öle mit hochungesättigten Fettsäuren verwenden (Rapsöl, Sonnenblumenöl, Olivenöl, Distelöl, Leinöl); sie wirken cholesterinsenkend und antioxydant (Krebsschutz). Eine Hauptmahlzeit und zwei einfache Nebenmahlzeiten sollten genügen und die Nahrungsmenge eher knapp bemessen sein. Reizmittel, Süßigkeiten, Weißmehlgerichte, fett- und eiweißüberreiche Nahrungsmittel (Fleisch, Käse!) sind als gelegentliche Ausnahmen, nicht als tägliche Gewohnheit zu genießen. Überraschend schnell geht das Verlangen nach solcher Nahrung zurück, wenn man sich an die neuen Geschmackswerte gewöhnt hat und, vor allem, sobald man mit einem neuen, schon lange nicht mehr gekannten angenehm-frischen Lebensgefühl entschädigt wird. Da ist ein Verzicht kein eigentlicher Verzicht mehr!

Das Gewicht sollte sorgfältig kontrolliert und das allgemeine Befinden beobachtet werden: Sobald das Gewicht die Norm erheblich über- oder unterschreitet, schaltet man eine kurze Periode mit der strengen Heildiät ein.

Zu all diesen notwendigen und hilfreichen Maßnahmen muß aber noch die *geistig-seelische Ausrichtung* hinzukommen: die Besinnung auf die wesentlichen Aspekte des Lebens, das Loslassen von

Nichtigkeiten und der Überschätzung materieller Werte, die schöpferische Selbstentfaltung, der Reichtum der Beziehungen zur Mit- und Innenwelt.

Leberkranke fühlen sich oft missachtet. Oft haben längst vergangene Kränkungen Hass und Bitterkeit hinterlassen. Neues Vertrauen in die Mitmenschen zu finden kann dann schwierig sein. Doch wird die Krankheit erst heilen können, wenn dieses gefunden worden ist. Es ist eine vornehme Aufgabe der ärztlichen Betreuung des leberkranken Menschen, ihm zu helfen, die Selbstachtung und das Vertrauen zu den Mitmenschen wiederzufinden. Gerade hier kann die konstitutionelle homöopathische Therapie von großem Nutzen sein. Auch kann nur jedem aktiven, betriebsamen Menschen empfohlen werden, Zeiten der Stille einzuschalten, erst recht wenn das Leben Streß, Spannung und Dauererregung schafft und Seele und Gefühlswelt zu kurz kommen.

Es existiert heute ein großes Angebot an Schulungsmöglichkeiten für die seelisch-geistige Weiterentwicklung: autogenes Training, Yoga, Atemschulung (z. B. nach Middendorf „Der erfahrbare Atem", oder Zilgrei), Tai Chi, meditatives Tanzen, Feldenkrais, therapeutisches Malen und vieles mehr. Es mag sehr hilfreich sein, wenn der Arzt dem Patienten, dessen Gesundheitszustand und Temperament er gut kennt, eine Methode empfiehlt, die seinen Neigungen entspricht und so am meisten Erfolg versprechen dürfte.

Die vier Diätstufen

Die Diätstufe I

Die Rohsaftdiät
Diese strenge, aber äußerst wirksame Diätform kann auch bei voller Arbeitstätigkeit durchgeführt werden, soll jedoch im allgemeinen nicht länger als 1 bis 2 Tage dauern. Später, am dritten Tag, setzt die erste Heilkrise ein, eine erste Umschaltreaktion des Stoffwechsels und der Hormondrüsen. Die Reaktionen sind nicht sehr angenehm, doch bedeuten sie ein erstes Erwachen der Selbstheilungskräfte. Chronische und oft während Jahren unterdrückte Entzündungsherde müssen erfahrungsgemäß zu einem gewissen Grad aufleben können, damit der Körper in der Lage ist, den Entzündungsprozeß zu heilen.

Bei Leber-Gallenkranken können sich am dritten Tag der Rohsaftdiät Entzündungsherde melden. Vor allem aber macht sich oft das große Störfeld des Darmes bemerkbar. Eine länger andauernde, ununterbrochene Rohsaftdiät bleibt wegen der starken Umstimmungsreaktionen in der Regel der Klinikbehandlung vorbehalten.

Trotzdem kann man unter ärztlicher Kontrolle auch viele schwerere Leberkrankheiten erfolgreich zuhause behandeln. Man führt in diesem Fall die Rohsaftdiät jeweils am Montag und Dienstag durch und geht ab Mittwoch auf die Diätstufe II über. Dies soll wöchentlich wiederholt werden. Auch bei einer normalen Arbeitstätigkeit hat sich dieses Verfahren sehr gut bewährt. Der Wochenrhythmus der Diät hilft, den biologisch vorgegebenen Wochenrhythmus des Heilungsvorgangs in Bewegung zu bringen.

Wer aber eine tage- bis wochenlange Rohsaftdiät zuhause durchführen möchte, sollte Bettruhe einhalten mit zweimal täglich kurzem Durchbewegen des Körpers. Unerläßlich ist dabei die Betreuung durch einen in dieser Methode erfahrenen Arzt.

Die Heilungskrise:

Durch das oft plötzliche Absinken des Insulinbedarfs treten am dritten Tag oft hypoglykämische Reaktionen auf wie Schwäche, Schwindel, Zittern, Herzklopfen und eventuell Schweißausbrüche und Angst. Sie sind bei allen Menschen, die nicht an einer Zuckerkrankheit leiden, völlig harmlos. Durch das Einnehmen einiger schon bereitgelegter Rosinen können diese Symptome rasch zum Verschwinden gebracht werden. Kopfschmerzen zeugen von der Ausschwemmung saurer Stoffwechselabbauprodukte aus dem Gewebe in die Blutbahn. Im allgemeinen kann man sie mit einem wechselwarmen Arm- oder Fußbad (ev. mit Umschlägen) in erträglichen Grenzen halten, bis sie von selbst wieder verschwinden. Keine Kopfschmerztabletten nehmen!

In der Heilungskrise des dritten Rohsaftdiättages stellt sich meist auch eine seelische Verstimmung ein, die am vierten Tag von selbst wieder verschwindet. Nach besonderem Wohlbefinden um den siebten Tag herum kehrt die Verstimmung fast immer um den zehnten Tag wieder.

Auch diese zweite Verstimmung ist der Ausdruck des Erwachens eines zirkaseptanen (wöchentlichen) Heilungsrhythmus. Längere als wöchentliche Perioden würden bedeuten, daß der Organismus wegen tiefsitzender chronischer Krankheitsherde den Heilungsweg nicht finden kann. Diese Situation erfordert weitere Untersuchungen durch den in dieser Hinsicht geschulten Arzt.

Die seelische Verstimmung des dritten Saftdiättages äußert sich meistens in Form von Traurigkeit und Angst. Denken wir doch dabei an die Aufforderung C.G. Jungs: „Die Depression ist eine schwarze Dame. Geleiten Sie sie zu sich an den Tisch und hören Sie zu, was sie Ihnen zu sagen hat!" Es ist dies der wichtige Augenblick einer seelischen Öffnung, wo die Schutzmauer, die wir während Jahren um uns aufgebaut haben, um Verletzungen zu entgehen, unsere eigene Um- und Einmauerung, aufzubröckeln beginnt. In dieser Diätphase treten intensive Träume auf, als Ausdruck des in Gang kommenden Heilungsvorganges. Alle tiefen Träume, auch Angstträume zeigen den Heilungsvorgang an; man braucht sich nicht vor ihnen zu fürchten. Mit den Träumen öffnet sich die Seele unserem Bewußtsein. In unserer ärztlichen Praxis haben wir die Erfahrung gemacht, daß jeder Heilungsvorgang des Körpers von Träumen begleitet ist. Versuchen Sie nicht, Ihre Träume mit Symboldeutungen zu ergründen. Symbole sind nicht Sie, sie sind nicht individuell. Bleiben Sie dagegen bei jedem Erwachen aus einem Traum einen Moment still und fragen Sie sich, wie Sie sich in diesem Augenblick fühlen. Nicht der Inhalt des Traumes, sondern das Gefühl, das er hinterläßt, ist seine wahre, individuelle Deutung. Neue Träume werden, wenn Sie Ihre Empfindungen spüren, weitere Antworten bringen. Für die Rohsaftdiät ist eine stark antidepressive Wirkung belegt, sie folgt den Heilungskrisen. Sie brauchen sich also keine Sorgen zu machen.

Selten treten heftige Ängste auf. In diesem Falle ist eine geeignete Hilfe sinnvoll (Gesprächs-, ev. homöopathische Therapie).

Verschiebungen des Monatszyklus während der strengen Rohsaftdiät kommen vor und können Empfängnisverhütungsmittel unsicher werden lassen. Geben Sie sich bei einer notwendigen Empfängnisverhütung zusätzliche Sicherheit.

Alleinlebende Menschen sollten eine erstmalige langdauernde Rohsaftdiät eher in der Klinik durchführen. Mitgefühl und Verständnis der begleitenden Personen sind bei dieser Diätform äußerst wichtig.

Die Rezepte für die Rohsaftdiät finden Sie im Rezeptteil. Bewährt haben sich 3 Saftmahlzeiten mit je 4–6 dl Frischsaft. Die Reihenfolge, in welcher die einzelnen Säfte genossen werden, darf instinktiv gewählt werden. Genießen Sie die Säfte langsam, Schluck für Schluck.

Patienten, die keinen Gewichtsverlust nötig haben, sollten im Anschluss an den Frischsaft dreimal täglich 2–3 dl Mandelmilch zu sich nehmen. Deren Zubereitung finden Sie im Rezeptteil.

In jedem Fall darf und soll zusätzlich beliebig viel Tee getrunken werden. Goldrautentee und Brennnesseltee unterstützen die Harnausscheidung der anfallenden Stoffwechselschlacken. Bittertees fördern die Ausscheidung über die Leber und die Galle. Schon am Ende des ersten Safttages beginnt in der Regel eine Harnflut, verbunden mit einem bedeutenden, wohltuenden Gewichtsverlust, als Ausdruck der Entquellung des weichen Bindegewebes und dessen Grundsubstanz.

Spätestens am 7. Tag setzt im allgemeinen ein deutliches Wohlbefinden ein, das am 10. Diättag einer zweiten, meist schwächeren und rasch vorübergehenden Heilungskrise Platz macht.

Nach individueller Dauer der Rohsaftdiät kann auf die Diätstufe II übergegangen werden. Dauerte die Saftdiät aber weniger als drei Tage, so empfehlen wir deren wöchentliche Wiederholung im Wechsel mit Stufe II. Berufstätige fühlen sich bei diesem Vorgehen kräftig und wach, so dass sie diese Diät im Wochenrhythmus wenn nötig über Wochen und Monate durchführen können.

Menüplan für Diätstufe I
Es ist sehr wichtig, dass Sie die allgemeinen Ratschläge zu dieser Rohsaftdiät beachten, um in den vollen Genuss ihrer Heilwirkung zu kommen.

Vollsaft-Tag

am Morgen	2 x 200 g Fruchtsaft 200 g Mandelmilch
am Mittag	2 x 200 g Fruchtsaft 200 g Mandelmilch 200 g Gemüsesaft
am Abend	wie morgens
spätestens ca. 20 Uhr	nach Wunsch 200 g Frucht- oder Gemüsesaft

Die Mandelmilch enthält sehr wertvolles ungesättigtes Mandelöl. Bei ungenügender Leberfunktion kann Öl nicht verdaut werden und muss durch Obst- und Gemüsesäfte ersetzt werden.

Fruchtsäfte und Gemüsesäfte sofort nach dem Pressen servieren. Jedes Stehenlassen bedeutet Wertverlust.

Vorschläge für Frucht- und Gemüsesäfte (ungemischte und schmackhafte Mischungen) sowie das Rezept für Mandelmilch oder ev. Schleimabkochungen als Zugabe zu den Säften finden Sie im Rezeptteil.

Die Diätstufe II

In dieser Stufe ist das ganze reiche Angebot der pflanzlichen Rohdiät enthalten. Die Mahlzeiten sollten wenn möglich mit Frischsäften oder wenigstens mit Früchten begonnen werden. Geeignet sind drei Mahlzeiten. Verspürt man dazwischen Hunger, so kann man ohne weiteres zwischen den Mahlzeiten etwas Obst oder Frischsaft zu sich nehmen. Da diese Diätform für den Organismus schonend ist, fehlt hier die sogenannte „spezifisch dynamische“ Verschleißwärmewirkung durch einen Abbau nutzloser Nahrungseinheiten. Die Diät wirkt dadurch kühlend. Es kann vorübergehend zu einer verminderten Körpereigenwärme kommen, die einer spontanen, periodisch einsetzenden Aufwärmung des Organismus durch eine Art Umschaltreaktion im Stoffwechsel und Hormonsystem Platz macht. Wer bei der Rohdiät friert, kann ohne weiteres eine warme Suppe aus frischgedämpften Gemüsen zubereiten, wie sie im Rezeptteil angegeben ist. Werden würzige Gemüsesorten wie Wirz, Tomaten und Zwiebel verwendet, wird das Salzen unnötig.

Die Rohgemüse dürfen mit einer feinen Salatsauce angerichtet werden, die aber keine tierischen Produkte und möglichst wenig Salz enthalten sollte. Auch hierfür finden sich geeignete Rezepte.

Müssen Sie kein Gewicht verlieren, so empfehlen wir den Genuss von Mandeln und ungerösteten Nüssen verschiedenster Art sowie von Sonnenblumen- und Kürbiskernen. In der ersten Zeit kommen oft periodisch Salzgelüste auf, die sich mit der Gemüsesuppe leicht stillen lassen. Bei starkem Verlangen nach Brot und Backwaren kann das Knabbern von Mandeln helfen. Süßgelüsten kommt Obst, gegebenenfalls Dörrobst entgegen. Doch verschwinden all diese Gelüste fast immer nach ein bis zwei Wochen und machen einem viel differenzierteren Geschmacksempfinden Platz.

Bei Einladungen kann bei dieser Diätstufe schon einiges mitgegessen werden, und die gelegentliche Ausnahme wird meistens gut vertragen, sofern auf fetthaltige und tierische Produkte verzichtet werden kann.

Die Diätstufe II kann wenn nötig über viele Monate eingehalten werden, ohne daß ein Mangel an irgendeinem Nahrungsstoff entsteht. Sie ist vollständig und hochwertig und bringt ein besonderes Wohlbefinden und eine große geistige und körperliche Leistungsfähigkeit hervor.

Menüplan für Diätstufe II

Das Frühstück und das Abendessen bleiben sich für alle Tage gleich. Abwechslung bringen die je nach Jahreszeit verwendeten Früchte (eine Sorte allein oder schmackhafte Mischungen). Bei dieser Diätstufe wird das Birchermüesli nach dem Originalrezept mit Orangensaft zubereitet, siehe Rezeptteil. Am Abend kann anstelle der geriebenen Nüsse eine Mandelmilch (ca. 2 dl) und anstelle der Früchte ein Fruchtsaft (ca. 2 dl) getrunken werden, wobei es wichtig ist, dass die Säfte langsam, schluckweise getrunken und gut eingespeichelt werden.

120–200 g	Birchermüesli
10 g	geriebene Mandeln oder Haselnüsse
	Früchte nach Belieben
1 Tasse	Hagebuttentee

Mittagessen

100–150 g	Früchte oder
50–100 g	Früchtekaltschale
50–100 g	grüner Salat
100–150 g	Rohgemüseteller
20 g	Nüsse aller Art (keine gesalzenen und gerösteten)
200 g	ev. 1 Glas unvergorener Apfel- oder Traubensaft

Zur Anregung geben wir Ihnen je sieben Beispiele von Rohkostzusammenstellungen für die vier Jahreszeiten. Lassen Sie sich aber auch von Ihrer Phantasie und Ihren Vorlieben inspirieren. Dabei sollte besonderer Wert auf die harmonische Verteilung von Knollen-, Wurzel- und Blatt-Rohgemüse gelegt werden. Würzen Sie die Saucen für die Rohkost öfters mit Kümmel oder Rosmarin, die beide stark entgiftend für die Leber wirken. Zu Beginn gibt es immer Früchte gemäß Saison oder eine Früchtekaltschale.

Frühjahr:

1. Tag	Radieschen – Fenchel – Kopfsalat
2. Tag	Karotten – Tomaten – Kresse
3. Tag	Karotten – Chicorée – Rucola
4. Tag	Rettich – Lattich – Kresse
5. Tag	Randen (Rote Beete) – Löwenzahn – Kopfsalat
6. Tag	Broccoli – Spinat – Kresse
7. Tag	Kohlrabi – Tomaten – Kopfsalat

Sommer:

1. Tag	Tomaten – Kopfsalat – Rettich
2. Tag	Zucchetti – Rucola – Karotten
3. Tag	Broccoli – Radieschen – Kopfsalat
4. Tag	Kohlrabi – Kresse – Kopfsalat
5. Tag	Stangensellerie – Lattich – Kopfsalat
6. Tag	mit Blumenkohl gefüllte Tomaten – Kopfsalat
7. Tag	Karotten – Gurken – Rucola

Herbst:
1. Tag Karotten – Tomaten – Endivien
2. Tag Schwarzwurzeln – Spinat – Kopfsalat
3. Tag Randen (Rote Beete) – Peperoni – Kopfsalat
4. Tag Broccoli – Nüsslisalat (Feldsalat) – Endivien
5. Tag Karotten – Zucchetti – Kresse
6. Tag Rettich – Tomaten – Kopfsalat
7. Tag Radieschen – Gurke – Rucola

Winter:
1. Tag Schwarzwurzeln – Rotkohl – Endivien
2. Tag Weißkohl – Cicorino rosso – Kopfsalat
3. Tag Karotten – Peperoni – Kopfsalat
4. Tag Randen (Rote Beete) – Sauerkraut – Endivien
5. Tag Broccoli – Spinat – Nüsslisalat (Feldsalat)
6. Tag Tomaten – Chicorée – Rucola
7. Tag Karotten – Wirsing – Endivien

Die Diätstufe III

Sie entspricht einer annähernd fettfreien vegetarischen Vollwertkost mit nur ganz ausgewählten fettfreien Milchprodukten, im Wesentlichen etwas Magerquark.

Alle nicht mit einem Stern versehenen Rezepte sind für diese Stufe geeignet. Patienten, die, solange sie bedeutende Mengen Brot und andere Mehlspeisen zu sich nahmen, Verdauungsstörungen wie Blähungen und schlecht verdaute, wenig geformte Stühle beobachteten, leiden wahrscheinlich unter einer Unverträglichkeit für Weizen. Sie sollten dies dem Arzt mitteilen und Weizen höchstens in sehr kleinen Beimengen zu sich nehmen, bis die Weizenallergie geheilt ist. Zu beachten ist aber, dass diese in aller Regel mit einer Milchallergie gekoppelt ist, was fachkundig abgeklärt werden sollte. Bluttests sind dafür nicht immer verlässlich, weiter hilft eher die sorgfältige Anamnese und Beobachtung, ev. eine Probediät. Werden Nahrungsmittelunverträglichkeiten nicht beachtet, kommt es zu einer Verschlechterung, sobald von der Stufe II zur Stufe III aufgebaut wird. Die Allergie stört das Darmmilieu dermassen, dass der enterohepatische Kreislauf keine Sanierung erfährt. In diesem Fall ist eine individuelle Anpassung der Diätstufe III durch Ihren Arzt nötig.

Die Diätstufe III wird angewendet, sobald alle Lebersymptome verschwunden sind. Es hat sich bewährt, immer wieder während ein bis zwei Wochen auf die Stufe II zurückzugreifen. Damit beugt man Rezidiven wirksam vor. Auch das Zwischenschalten von Safttagen ist sinnvoll. Dann sollten aber 3–4 Tage mit Stufe II folgen, bevor wieder Stufe III zur Anwendung kommt.

Menüplan für 1 Woche ab Diätstufe III
*Bei Weizenallergie kein Weizen-Vollkorn- oder Knäckebrot, sondern Dinkel oder Roggen oder Gerste.

Die tägliche Menge der Rohnahrung soll 70% betragen.

Alle gekochten Gerichte sind völlig fettlos zubereitet, die Gemüse in fettfreier Gemüsebouillon weich oder knackig gedämpft und mit (möglichst frischen) Kräutern schmackhaft gewürzt. Z.B. haben glatte Petersilie und Schnittlauch sehr viel Aroma, sie passen auch ausgezeichnet zum Würzen von Suppen, die ebenfalls nur mit fettfreier Gemüsebouillon zubereitet werden. Aber auch frischer Thymian und Rosmarin, Basilikum, Origano, Kerbel usw. usw. bringen viel Geschmack in die Speisen. Einen mehr östlichen Touch gewinnen die Gemüse oder Suppen mit ayurvedischen Gewürzen.

Zu empfehlen ist 1 kleine Tasse Bittertee, ½ Stunde vor dem Mittagessen, und um 4 Uhr Nachmittags 1 Tasse Pfefferminztee oder Rettichsaft.

Das Frühstück
bleibt sich für alle Tage gleich.
Geriebener Apfel mit Zitrone und Honig oder
Birchermüesli mit Buttermilch und Honig zubereitet
Vollkornbrot* oder Knäckebrot* mit Honig
Kräutertee oder Buttermilch

1. Tag
Mittagessen
Früchte aller Art
Rohgemüse: ev. ganz, unzerkleinert: 1 Karotte, 1 Tomate, einige Salatblätter oder geschnitten und geraffelt mit etwas Zitronensaft und Magerjoghurt und Kräutern zubereitet
Gemüsebouillon
Fenchel mit Schnittlauch oder Petersilie
Reis mit etwas Miso

Abendessen
Grapefruit mit Honig
Vollkornbrot* mit Honig
Hafersuppe
Hagebuttentee mit Honig oder Buttermilch

2. Tag
Mittagessen
Früchte
Rohgemüse: Sellerie und Fenchel ganz, nature, und Nüsslisalat (Feldsalat) mit Zitronensaft und Kräutern
Spinat
Kümmelkartoffeln
Äpfel im Ofen mit Rosinen, Weinbeeren und etwas Honig

Abendessen
Geriebene Äpfel und Bananen mit Zitrone und Honig
Dörrfrüchte (Datteln, Feigen, Weinbeeren)
Vollkornbrot* oder Knäckebrot* mit Tomate
Hagebutten- oder Kräutertee

3. Tag
Mittagessen
Früchte
Rohgemüse: Broccoliröschen und Tomate, angerichtet auf Kopfsalatblätter mit Zitronensaft und Kräutern
Gerstenschleimsuppe
Sellerie
Polenta mit Kräutern

Abendessen
Fruchtsalat mit Zitrone und Honig
Reis mit halben gedämpften Tomaten
Kräutertee

4. Tag
Mittagessen
Früchte
Rohgemüse: Karotte oder Rettichsaft, Gurke, Kresse
Schwarzwurzeln
Kartoffelschnee

Abendessen
Früchte und Dörrfrüchte
Kartoffelsuppe mit viel Kräutern
Vollkornbrot*
Hagebuttentee

5. Tag
Mittagessen
Früchte
Rohgemüse: Rettich oder Rettichsaft, Stangensellerie, Kopfsalat
Spinatsuppe
Lattich nature
Vollkornnudeln mit Tomatensauce aus passierten Tomaten mit Kräutern

Abendessen
Fruchtsaft
Pellkartoffeln
Gurkensalat oder gekochter Karottensalat mit Zitrone und Kräutern

6. Tag
Mittagessen
Früchte
Rohgemüse: Randen (Rote Rüben) oder Randensaft, Zucchetti und Spinatblätter
Artischocken mit Vinaigrette ohne Öl
Kartoffelschnee mit Karottensauce (passierte Karotten mit fettfreier Bouillon)
Apfelmus

Abendessen
1 Grapefruit zum Auslöffeln
Reisgemüsesuppe
Knäckebrot* mit Honig
Kräutertee oder Buttermilch

7. Tag
Mittagessen
Früchte
Rohgemüse: Radieschen, Tomaten, Kopfsalatblätter
Gemüsebouillon
Tomatengemüse
Japanischer Reis

Abendessen
Fruchtsalat mit Zitrone und Honig
Kartoffeln im Ofen
Gekochter Randensalat mit Zitrone
Gedämpfter Spinat mit Zitrone
Kräutertee oder Buttermilch

Die Diätstufe IV

Sie entspricht einer fettarmen, die Leber schonenden und damit Rückfällen von enterohepatischen Krisen vorbeugenden Kostform. Ernähren Sie sich nach der Heilung weiterhin in dieser Art. Damit verhüten Sie gleichzeitig auch weitgehend die meisten anderen chronischen Krankheiten wie Krebs, Herz- und Kreislaufkrankheiten, Rheuma usw. Schon in der Ayurveda, der medizinischen Heilkunst des alten Indiens, rechnete man bei einer solchen Ernährung mit einer hundertjährigen Lebenserwartung bei wunderbarer geistiger und körperlicher Gesundheit.

Schalten Sie immer wieder Perioden von Stufe II ein, zum Beispiel jeden Monat etwa eine Woche lang oder auch länger. Leiten Sie von Stufe II immer über die Stufe III zur Stufe IV über.

Menüplan für 1 Woche für Diätstufe IV
*Bei Weizenallergie kein Weizen-Vollkorn- oder Knäckebrot, sondern Dinkel oder Roggen oder Gerste.

Die tägliche Menge der Rohnahrung soll 60–70% betragen.

Das Frühstück bleibt sich jeden Tag gleich:

Birchermüesli oder Früchte oder Fruchtsaft
Nüsse ganz oder gerieben
Vollkornbrot* oder Knäckebrot*mit max. 10 g Vorzugsbutter oder Nußmus
Hagebuttentee oder Kräutertee

Abendessen-Variationen
Birchermüesli oder Früchte oder roher Fruchtsalat oder ½ Grapefruit
dazu eine Suppe oder Backkartoffeln mit Kräutermagerquark und Salat oder belegte Brötchen und Salat oder ein Reis- oder Teigwarengericht mit Salat

Mittagessen-Variationen

1. Tag
Früchte, Dörrfrüchte
Rohgemüse: Karotten, Endivien, Kopfsalat
Gemüsebrühe mit Brotwürfelchen

Schwarzwurzeln gedämpft
Tomatenkartoffeln

2. Tag
Früchte, Dörrfrüchte
Rohgemüse: Randen (Rote Beete), Gurken, Kresse
Gefüllte Tomaten
Zitronencreme

3. Tag
Früchte
Rohgemüse: Sellerie, Tomaten, Feldsalat
Grießsuppe
Gehackter Kohl
Kümmelkartoffeln

4. Tag
Früchte
Rohgemüse: Schwarzwurzeln, Spinat, Endivien
Karotten in Sauce
Polenta
Apfelkompott

5. Tag
Früchte
Rohgemüse: Rettich, Zucchetti, Kopfsalat
Gemüsesuppe
Krautstiele in Gemüsebouillon gedämpft
Lyoner Kartoffeln

6. Tag
Früchte
Rohgemüse: Blumenkohl, Kresse, Kopfsalat
Kerbelsuppe
Spinatteigwaren mit Tomatensauce

7. Tag
Früchte
Rohgemüse: Mit Selleriesalat gefüllte Tomaten, Kopfsalat
Zucchettigemüse
Kartoffelpüree
Gefüllte Äpfel

Kleine Austauschtabelle für tierische Produkte, die bei Diätstufe III weggelassen werden müssen

Statt Butter
Reform-Pflanzenmargarine, ungehärtet (bei der Zusammensetzung auf der Packung darauf achten, dass sie kein Milcheiweiß enthält) als Brotaufstrich. Reform-Pflanzenfett zum Dämpfen und Backen. Nussmus zum Überschmelzen.

Im Reformhaus gibt es verschiedene Sorten Nussmus (Mandelmus, Cashewmus, aus verschiedenen Nüssen gemischtes Mus), die sich nicht nur zum Rohgenuss eignen, sondern auch – mit etwas Wasser glattgerührt – kurz heißgemacht und über Gemüse oder Kartoffeln angerichtet werden können. Auch die Sesampaste eignet sich dafür.

Statt Rahm
Sojarahm aus dem Reformhaus für Saucen und gekochte Gerichte. Er lässt sich aber nicht schlagen. Mandelrahm aus Mandelpüree, mit Wasser und etwas Meersalz oder Honig (je nach Verwendung) mit dem Schwingbesen zu cremiger Konsistenz geschlagen.

Statt Milch
Milch ist nicht so leicht ersetzbar. Sie kann aber oft (z. B. bei Suppen) einfach weggelassen und dafür die Wasserzugabe entsprechend erhöht werden. Je nach Rezept und als Getränk können aber auch Mandelmilch, Soja- und Sesammilch, Pinienkernenmilch, Reismilch und Kokosmilch verwendet werden (siehe Rezepte).

Statt Joghurt
Auch Joghurt ist nicht leicht ersetzbar. Im Reformhaus findet man zwar Sojajoghurt, leider meist süß! Bei den Rezepten für Birchermüesli gibt es aber genügend feine Varianten ohne Joghurt, und als Zwischenverpflegung eignen sich Nüsse und frische Früchte oder Dörrobst und ev. ein

Stück Roggen- oder Dinkel-Knäckebrot mit Pflanzenmargarine.

Statt Eier
Pfeilwurzmehl oder Maisstärkemehl oder Kartoffelmehl zum Binden.
Tofu: pro 1 Ei 50 g Tofu, püriert.

Statt Mayonnaise
Mandelmayonnaise oder Mayonnaise aus Sojavollkornmehl ohne Weizenzusatz (siehe Rezepte).

Statt Käse und Quark
Geriebenen Käse als Zutat für Gemüse, Suppen, Teigwaren usw. einfach weglassen. Statt Käse und Quark für belegte Brötchen gibt es verschiedenste rein pflanzliche Aufstriche und als Beilage zu Salaten fixfertige Tofu-Burgers etc. (bei der Zusammensetzung beachten, dass kein Milch- oder Eieiweiß sowie kein Weizen und keine Pilzbestandteile enthalten sind).

Statt Weizen
Für Getreidespeisen kann man alle anderen Getreidearten verwenden. Bei den Brotsorten wird leider meist auch bei Roggen- oder Gersten- oder Dinkelbroten etwas Weizenmehl beigemischt, also genau nachfragen und bei Knäckebroten die Zusammensetzung studieren.

Die Rezepte

Während der strengen Diät (Stufen I und II) dürfen nur die Rezepte angewendet werden, die nicht mit einem Sternchen (*) bezeichnet sind; für die milde Kostform sind alle Rezepte geeignet. Wenn die eine oder andere Zutat mit einem Sternchen (*) bezeichnet ist, soll man sie bei der strengen Diät (Stufen I und II) weglassen.

Säfte

Säfte sind „Rohkost“ in mechanisch verfeinerter Form als zusätzliche spezielle Anreicherung und bei Magen-Darm-Krankheiten, wenn grobe Bestandteile (Zellulose) verboten sind. Die unzerkleinerte Rohkost ist aber immer hochwertiger und kann auf die Dauer durch Säfte nicht ersetzt werden. Dagegen wird durch das Aufschließen der Pflanzenzellen in der Saftpresse ein höheres Energiepotential frei, das für die Induktion der Heilung über das Grundsystem von großer Bedeutung ist. Eine Heildiät soll deshalb immer mit Frischsäften begonnen werden und diese auch weiterhin enthalten.

Für die Zubereitung von Säften werden die Rohgemüse gründlich gereinigt (siehe Kapitel Rohgemüse), mit einer Handpresse oder elektrischen Zentrifuge gepresst und sofort serviert. Jedes Stehenlassen bedeutet Wertverlust.

Fruchtsäfte

a) Ungemischte Fruchtsäfte:
   Orangen, Mandarinen, Grapefruits, Äpfel, Birnen, Trauben, Erdbeeren, Heidelbeeren, Johannisbeeren, Cassis, Himbeeren, Pfirsiche, Aprikosen, Pflaumen, Mango, Kaki, Kiwi.
b) Gemischte Fruchtsäfte, z. B.:
   Orangen, Mandarinen, Grapefruits, Kaki oder Beerensaft mit Apfelsaft oder Beerensaft mit Pfirsich-, Aprikosen- oder Pflaumensaft oder geschlagene Bananen mit Orangen-, Beeren-, Pfirsich-, Mango- oder Aprikosensaft.

Beigaben je nach Wunsch oder Vorschrift: Zitronensaft, Honig, Ahornsirup, Fruchtkonzentrat, Rahm*, Joghurt*, Mandelmilch*.

Gemüsesäfte

Frisch verabreicht weisen sie einen hohen Mineral- und Vitamingehalt auf. Jeder Saft hat seinen speziellen Wert.

a) Ungemischte Gemüsesäfte:
   Tomaten, Karotten, Randen (Rote Beete), Rettich, Kohl, Sellerie, sämtliche Blatt-, Knollen- und Wurzelgemüse. Im Frühling Blutreinigungskur mit Brennnessel-, Sauerampfer- und Löwenzahnsaft.
b) Gemischte Gemüsesäfte:
   Karotten, Tomaten, Spinat zu gleichen Teilen (schmeckt vorzüglich)
   Tomaten und Karotten
   Tomaten und Spinat

Andere Mischungen (und Cocktails) können nach eigenem Geschmack kombiniert werden.

Abwechslungsweise Sauerampfer, Brennnessel, Schnittlauch, Petersilie, Zwiebeln, zarte Sellerieblätter oder Knollen und andere Kräuter mitpressen.

Beigaben pro Glas (1½–2 dl): 1 Teel. Mandelpüree oder 1 Essl. Buttermilch, etwas Zitronensaft, ev. etwas Fruchtkonzentrat.

c) Kartoffelsaft:
   Gut gereinigte, ev. geschälte Kartoffeln (keine unreifen, angegrünten oder gekeimten) zubereiten wie Karottensaft. Schmeckt nicht sehr gut, wirkt aber krampfstillend und vor allem bei

Sodbrennen, Magen- und Zwölffingerdarmgeschwüren ist er hochwirksam.

Schleim als Zusatz zu Säften
Der Schleim wird den Rohsäften zu 1/3 beigemischt; er neutralisiert die Schärfe des Frucht- oder Gemüsegeschmacks. Das Tagesquantum kann einmal täglich zubereitet und in der Thermosflasche bis zum Gebrauch aufbewahrt werden.

a) Reis- oder Gerstenschleim:
   1 gehäuften Teel. Reis- oder Gerstenvollkornmehl mit 2 dl kaltem Wasser anrühren und unter ständigem Rühren 5 Min. kochen. Erkalten lassen.
b) Leinsamenschleim:
   1 Essl. Leinsamen waschen, in 2 dl Wasser 10 Min. kochen, absieben und erkalten lassen.

Gesundheits-Tees

Für Tees sollen möglichst die ganzen Blätter verwendet werden, da die ätherischen Öle bei feiner Zerstückelung (Sachetform) verloren gehen. Bitter- und Blähungstees ungesüßt trinken, anderen Tees kann man etwas Honig und/oder verdünnten Zitronensaft beifügen.

Bittertee
Wermut
Tausendgüldenkraut
Benediktenkraut
Zu gleichen Teilen mischen, anbrühen und 5 Min. ziehen lassen.
Bei Appetitlosigkeit ½ Std. vor den Mahlzeiten 2–3 Essl. davon trinken (leicht galletreibend).
Sensible Menschen nehmen nur Tausendgüldenkraut.

Wermuttee
Anbrühen und 5 Min. ziehen lassen. Starker Bittertee, stark galletreibend, magensaftfördemd.
Schluckweise tagsüber trinken.

Blähungstee
Kümmel
Fenchel
Anis
Zu gleichen Teilen mischen, anbrühen und 20 Min. ziehen lassen.
Bei Blähungen nach den Mahlzeiten 1 Tasse voll trinken.

Kamillentee
Nur anbrühen.
Bei Leibschmerzen zum Trinken.
Wirkt reinigend und beruhigend auf den Magen-Darm-Kanal.
Für Einläufe und Spülungen.

Pfefferminztee
Nur anbrühen.
Beruhigend, galletreibend.

Verveinetee (Eisenkraut)
Nur anbrühen.
Beruhigend, entschleimend, galletreibend. In Frankreich sehr beliebter Genußtee.

Melissentee
Nur anbrühen.
Sehr beruhigend, auch vor dem Schlafen zu trinken.

Zitronenschalentee
Von 1 ungespritzten Zitrone die Schale dünn abschneiden, ca. 5 Min. mit ½ l Wasser leise kochen, 10 Min. stehen lassen und absieben.
Beruhigend.

Orangenblütentee
2–3 Blüten 2–3 Min. kochen, etwas ziehen lassen und absieben. Mit Honig süßen.
Beruhigend. Vor dem Schlafen trinken.

Leinsamentee
1 Essl. Leinsamen in ½ l Wasser 7–10 Min. kochen und etwas ziehen lassen.
Entschleimend, leicht abführend.

Frauenmanteltee
2 Essl. Blätter in ½ l Wasser anbrühen, 10 Min. ziehen lassen.
Schutz bei Frauenleiden.

Silbermanteltee
wie Frauenmanteltee

Solidagotee
(Goldraute, Heidnisch Wundkraut)
1 Essl. Solidago in ½ l Wasser 1 Min. kochen, 10 Min. ziehen lassen.
Bei Wassersucht, Blasen- und Nierenentzündungen. Wassertreibend.
2–3 Tassen im Tag.

Bärentraubenblättertee
1½ Essl. Bärentraubenblätter in 5 dl Wasser 5 Min. leise kochen, 10 Min. stehen lassen, absieben.
Bei Blasenentzündungen.

Lavendeltee
1 Teel. Lavendelblüten anbrühen, etwas stehen lassen.
Beruhigend, harmonisierend, entzündungshemmend, bei Schlaflosigkeit.

Hagebuttentee
2–3 Essl. Hagebuttenkörner und -schalen in 1½ l Wasser 12 Std. einweichen, dann ½–¾ Std. leise kochen, absieben. Den Rest der gekochten Hagebutten kann man am folgenden Tag nochmals mit den frischen Hagebutten aufkochen.
Leicht galletreibend und wassertreibend.

Müesli

Alle Rezepte sind für 1 Person berechnet.

Das Apfelmüesli
Das Original-Apfelmüesli, wie es Dr. Bircher seinerzeit erfunden und tausendfach erfolgreich an seinen Patienten angewendet hat, ist auch nach unserer langjährigen Erfahrung die beste Diätspeise geblieben.

Am besten eignen sich für das Müesli die sauren, weißfleischigen, saftigen Äpfel, z. B. Klaräpfel, Gravensteiner, Sauergrauech, Menznauer Jäger, Jonathan, Ontario, Rubinette, Glockenäpfel, Champagner-Reinetten, Cox-Orange.

Bei der Verwendung von trockeneren und faden Apfelsorten kann das Aroma angereichert werden mit etwas frisch abgeriebener Schale von ungespritzten Orangen oder Zitronen oder auch mit Orangensaft oder mit etwas Hagebuttenmus oder mit etwas frisch geriebenem Ingwer.

Apfelmüesli mit Joghurt oder Sauer- oder Buttermilch*
1 Essl. (8 g) Haferflocken
3 Essl. Wasser
2 Essl. Bifidus-Joghurt oder Bifidus-Sauer- oder Buttermilch
1 Teel. Honig
200 g Äpfel
1 Essl. Haselnüsse oder Mandeln, gerieben

Die Haferflocken 12 Stunden (fürs Frühstück über Nacht) einweichen. Haferflocken mit Joghurt oder Sauermilch und Honig zu glatter Sauce rühren. Die gewaschenen, von Stiel und Fliege befreiten Äpfel auf der Bircherraffel direkt in die Sauce reiben und öfters umrühren, damit das Müesli appetitlich weiß bleibt. Die Nüsse darüber streuen und sofort servieren. Nie stehen lassen.

Varianten: Statt Haferflocken können Weizen-, Reis-, Gerste-, Roggen-, Hirse-, Buchweizen- oder Sojaflocken verwendet werden, ev. auch mit Hefeflocken gemischt (Anreicherung mit Vitamin B).

Andere Variante: 1 Teel. eingeweichte Haferflocken mischen mit 1 Teel. Getreidekörner (24 Std. in Wasser einweichen, dann auf ein Sieb leeren, kalt abspülen, ganz, geschrotet oder gemixt).

Apfelmüesli mit Mandel- oder Sesampüree*
1 Essl. (8 g) Haferflocken
3 Essl. Wasser
1 Essl. Zitronensaft
1 Essl. Mandel- oder Sesampüree
1 Essl. Honig
3 Essl. Wasser
200 g Äpfel
1 Essl. Haselnüsse oder Mandeln, gerieben

Haferflocken 12 Stunden einweichen. Zitronensaft, Püree, Honig und Wasser mit dem Schwingbesen zu einer sämigen Sauce rühren, Haferflocken beifügen und Äpfel (wie im Grundrezept beschrieben) daruntermischen. Nüsse darüberstreuen, sofort servieren.

Apfelmüesli mit Orangensaft
1 Essl. (8 g) feine Haferflocken
3 Essl. Wasser

1 Essl. Zitronensaft
½ Orange, ausgepresst
200 g Äpfel
1 Essl. Haselnüsse oder Mandeln, gerieben
Zubereitung wie Grundrezept.

Müesli mit Beeren oder Steinobst
(besonders reich an Vitamin C) Zubereitung einer Mandel- oder Sesampüree*-Sauce oder Joghurt*-Sauce. Zuletzt beifügen:
150–200 g Erdbeeren oder Himbeeren, Heidelbeeren, Johannisbeeren, Cassis oder Brombeeren, mit der Gabel leicht zerdrückt oder
150–200 g Zwetschgen, Pfirsiche oder Aprikosen, entsteint und durch die Hackmaschine getrieben oder mit dem Messer fein geschnitten. Bei Magen-Darm-Störungen sollten Zwetschgen und Aprikosen gemieden werden.

Müesli mit verschiedenen Früchten
folgende Kombinationen schmecken besonders gut
Erdbeeren und Himbeeren
Erdbeeren, Himbeeren und Johannisbeeren
Erdbeeren und Äpfel
Brombeeren und Äpfel
Äpfel mit feingeschnittenen Orangen- und Mandarinenschnitzen
Äpfel und Bananen
Äpfel und Pfirsiche
Sauce: Mandelpüree- oder Sesampüree*Sauce oder Joghurt*-Sauce.
Nur frische Früchte, keinesfalls Früchte aus der Dose (Fruchtsalat etc.!) verwenden.

Müesli mit getrockneten Früchten
Stehen einmal keine frischen Früchte zur Verfügung, kann man das Müesli auch mit Dörrobst (Äpfel, Aprikosen, Zwetschgen, Birnen) zubereiten.100 g getrocknete Früchte werden gewaschen, 12 Std. in kaltem Wasser eingeweicht und durch die Hackmaschine getrieben. Mit Mandelpüree- oder Sesampüree*-Sauce oder Joghurtsauce* vermengen. Bei Dörrobst soll man unbedingt auf gute Qualität ohne Konservierungs- und Bleichmittel achten, sonst könnten Magen- und Darmstörungen auftreten.

Müesli mit Kondensmilch*
Sollten einmal weder Mandel- oder Sesampüree noch Frischjoghurt vorrätig sein, so kann das Müesli auch mit Kondensmilch nach dem Originalrezept zubereitet werden, aber nur ab Diätstufe III, da die Kondensmilch meist gezuckert ist.

Gekeimte Getreidekörner
Besonders hoher Gehalt an Vitamin E- und B-Gruppe. Wirken allgemein kräftigend.
1. Tag, abends: Körner im Sieb unter dem fließenden Wasser waschen, in ein Schüsselchen geben. Mit Wasser überdecken. Zimmertemperatur, Ofennähe.
2. Tag, morgens: Abspülen und auf flachem Teller trocken ausbreiten. Zimmertemperatur, Ofennähe.
abends: In das Schüsselchen geben und mit Wasser überdecken. Zimmertemperatur, Ofennähe.
3. Tag, morgens: Abspülen und auf dem Teller trocken ausbreiten.
abends: In das Schüsselchen geben und mit Wasser überdecken. Zimmertemperatur, Ofennähe.
Am 4. Tag sollten die Körner 1–2 cm lange Keime entwickelt haben und sind so genußbereit.

Einfacher ist die Zubereitung gekeimter Getreidekörner in den praktischen Keimapparaten, die in verschiedenen Größen erhältlich sind.

Rohgemüse und Salate

Bei der Zubereitung von Rohgemüsen und Salaten beachte man drei Punkte:

1. Frischheit und Qualität
Für die Leberdiät (wie übrigens auch für alle anderen Diäten und eine vollwertige Alltagsernährung) sollen nur sonnengereifte, biologisch gezüchtete Gemüse und Salate verwendet werden. Sie sind nicht nur gesundheitlich, sondern auch geschmacklich am besten. Heute ist das Angebot aus biologisch geführten Betrieben mit Qualitätsgarantie sehr groß; auch in Supermärkten wird Biogemüse angeboten. Natürlich ist es besonders schön, Gemüse und Salate aus dem eigenen Garten zu gewinnen. Kräuter und Tomaten lassen sich auch auf dem Balkon ziehen. Man wähle junge, zarte Blattsalate und Wurzelgemüse, nicht gebleicht, ohne welke Blätter oder angefaulte Strünke. Für eine Heildiät ist es besonders wichtig, nur ganz frische und qualitativ erstklassige Pflanzen zu verwenden.

Rohgemüse werden direkt vor dem Essen zubereitet und immer sofort mit der Sauce vermischt. Beim Stehenlassen an der Luft nimmt der Vitamingehalt der zerkleinerten Gemüse und Salate deutlich ab.

2. Gute Reinigung
Biologisch und ohne Jauchedüngung angebaute Gemüse enthalten keine Wurmeier. Trotzdem müssen alle frischen Pflanzen gründlich und sorgfältig gereinigt werden. Dabei ist zu bedenken, dass wasserlösliche Substanzen wie Vitamin C, Vitamine der B-Gruppe und Mineralstoffe im Wasser ausgelaugt werden.

3. Harmonische Zusammenstellung
Jeder Salatteller soll wenn möglich aus dem Dreiklang: Wurzel-Frucht-Blatt bestehen. Besonders grüner Blattsalat gehört in der Heildiät immer dazu. Bei den Saucen ist Abwechslung für die verschiedenen Zutaten der Rohkost erwünscht.

Ein farblich schön zusammengestellter Salatteller erfreut nebst dem Gaumen auch das Auge und regt den Appetit an.

Kleine Garnituren aus Kräutern, Radieschen, jungen Karotten oder Oliven machen das Rohgemüsegericht noch farbenfroher und festlicher. Die Dreizahl sollte jedoch im Alltag pro Mahlzeit nicht überschritten werden; ein übertriebenes Vielerlei kann die Verdauung stören.

Reinigung der Blattgemüse
Bei Kopfsalat, Endivien, Lattich, Eisberg und ähnlichen Grünblattsalaten, bei Weißkraut, Kohl und Rotkraut usw. die Blätter auseinandernehmen und einzeln unter dem laufenden Wasser sorgfältig reinigen. Mehrere Male nachspülen und gut ausschwingen.

Kleinblättrige Salate wie Feld-(Nüssli-) und Schnittsalat, Spinat, Löwenzahn, Kresse, Rucola, Cicorino und Rosenkohl mehrmals in kleinen Portionen durchspülen, Würzelchen und zähe Stiele entfernen.

Chicorée halbieren, äußere Blätter entfernen und gut durchspülen.

Reinigung der Wurzelgemüse
Sellerie, Karotten, Rettich, Radieschen, Randen, Kohlrabi, Schwarzwurzeln. Mit einer Bürste unter dem laufenden Wasser reinigen, schälen und sofort in die fertige Sauce raffeln oder hobeln und gut mischen, damit die Gemüse ihre frische Farbe nicht verlieren.

Reinigung der Gemüsefrüchte
Tomaten waschen und in Schnitze oder Scheiben schneiden. Gurken schälen und kleinschneiden oder hobeln. Biologisch gezogene junge Gurken brauchen nicht geschält zu werden.

Für Salate nur junge, zarte Zucchetti verwenden, gut waschen, nicht schälen, in Ringe oder Stäbchen schneiden.

Grüne und gelbe Peperoni (Paprikaschoten) sind weniger scharf als die roten. Waschen, halbieren, Kerne entfernen und kleinschneiden. Leider stammen heute Peperoni fast ausschließlich aus Hors-sol-Anbau.

Blumenkohl und Broccoli in kleinere Stücke zerlegen, rüsten und gründlich unter laufendem Wasser reinigen. Stangensellerie waschen, schälen, zähe Teile wegschneiden.

Lauch und Fenchel halbieren, rüsten und unter der Brause waschen.

Salatsaucen

Im Akutstadium der Hepatitis müssen die kleinen Portionen Salate, die nach den ersten Safttagen erlaubt sind, ganz nature, ohne Sauce, gegessen werden. Wechseln Sie mit den Kräutern immer wieder ab – so entsteht keine Langeweile! Es gibt heute fast das ganze Jahr hindurch außer Petersilie und Schnittlauch auch andere Kräuter in guter Qualität.

Ölsauce*
1 Essl. Öl* (Raps-, Sonnenblumen- oder Olivenöl aus erster Kaltpressung, Distelöl, Baumnußöl)
1 Teel. Zitronensaft oder biol. Obstessig
ev. Knoblauch, gepresst*
1 Teel. frische oder 1 Messerspitze getrocknete Kräuter

Alle Zutaten vermischen und die Sauce sämig schwingen. Sehr schmackhaft wird die Sauce durch einen Spritzer Sojasauce oder Kelpamare.
Diese klassische Salatsauce passt zu allen Blattsalaten (Kopfsalat, Lattich, Kresse usw.) und Fruchtsalaten (Tomaten, Gurken usw.)

Quarksauce
1 Essl. Magerquark
3 Essl. Buttermilch
½ Teel. Zitronensaft
frische, feingehackte Kräuter

Alle Zutaten mit dem Schwingbesen gut vermischen.
Passt besonders gut zu Wurzelgemüsen (Karotten, Sellerie, Rettich usw.)

Joghurtsauce
2–3 Essl. Joghurt
einige Tropfen Zitronensaft
ev. etwas Zwiebeln, gerieben*
ev. Knoblauch, durchgepresst*
1 Teel. frische oder 1 Messerspitze getrocknete Kräuter

Alle Zutaten mit dem Schwingbesen gut vermischen.
Eine erfrischende Sauce zu Kresse oder Spinat, zu Fruchtsalaten (Tomaten, Gurken) und zu Wurzelgemüsen (Kohlrabi, Rettich, Radieschen).

Rahmsauce*
2 Essl. Sauerrahm*
1 Teel. Magerquark
1 Teel. Zitronensaft
ganz wenig Pfeffer
1 Teel. frische oder 1 Messerspitze getrocknete Kräuter

Mit dem Schwingbesen alle Zutaten gut vermischen.
Passt zu fast allen Wurzel- und Fruchtsalaten. Zur Abwechslung kann man den Zitronensaft durch Orangensaft ersetzen, gibt der Rohkost eine neue Note. Zu Sellerie-, Randen- (Rote Bete) oder Chicoréesalat kann man dieser Sauce etwas frisch geriebenen Meerrettich beifügen, schmeckt sehr anregend.

Zitronensauce*
2 Essl. frischgepresster Zitronensaft
1 Essl. Agavendicksaft (Allos)
1 Teel. Olivenöl
wenig geriebene Zwiebel
1 Teel. Salatkräutermischung oder Ysop

Alle Zutaten gut vermischen.
Passt für alle Salate, besonders für dunkelgrüne Blattsalate. Im Frühling Gänseblümchen über den grünen Salat geben – sie sind sehr reich an Nährstoffen und sehen hübsch aus.

Orangensauce
1 kleinere Zitrone
2 große Orangen
1 Teel. frisch gemahlener Koriander
1 Stück frischer Ingwer
(ergibt 2 dl Sauce)

Orangen und Zitrone auspressen und gut mischen, Koriander und den fein geriebenen Ingwer beifügen. Wünscht man die Sauce leicht süß (was z. B. besonders gut zu Karotten oder Randen schmeckt), gebe man 1 Teel. Agavendicksaft (Allos) dazu. Die Wurzelgemüse sollten in der Sauce mindestens 3 Stunden marinieren. Vor dem Servieren kann man den Salat mit ganz wenig Olivenöl beträufeln.

Knoblauchsauce*
1 Knoblauchzehe
(im Frühling 2 Bärlauchblätter)
2 Essl. Distel- oder Sonnenblumenöl*
1 Essl. Apfelessig
1 Teel. Vollzucker (Panela, Succanat)

Den Zucker über Nacht in den Essig geben, damit er sich vollständig auflöst. Mit dem Schneebesen Öl und Essig gut vermischen, die ausgepresste Knoblauchzehe oder die feingeschnittenen Bärlauchblätter beifügen.
Schmeckt ausgezeichnet zu Gemüseblüten-Salaten wie Broccoli, Blumenkohl oder Romanesco.

Pfefferminzdressing
2 Essl. frischgepresster Zitronensaft
1 Teel. Honig oder Agavensaft
ev. 1 Teel. Olivenöl*
viel frische Pfefferminzblätter

Flüssige Zutaten mit dem Schneebesen gut vermischen. Die Pfefferminzblätter feinschneiden und ebenfalls untermischen.
Diese duftende grüne Sauce passt wunderbar zu Zuckererbsen, aber auch zu feingeschnittenem Lattich.

Nussdressing*
2 Essl. Sauerrahm*
1 Teel. Haselnuss- oder Mandelmus*
1 Teel. Zitronensaft
wenig Honig
1 Prise Ingwer
1 Essl. grob gehackte Baum- oder Haselnüsse oder Mandeln

Mit dem Schwingbesen alle Zutaten gut vermischen.
Eine aparte Sauce zu Wurzelgemüsen. Auch zu Brüsseler Chicorée, der in feine Scheiben geschnitten wird, passt die Sauce ausgezeichnet, man kann zur Abwechslung auch etwas feingeschnittenen Apfel dazu geben.

Mandelpüree- oder Sesampüree-Sauce*
1 Essl. Mandel- oder Sesampüree*
3 Essl. Wasser
1 Teel. Zitronensaft
ev. Knoblauch, durchgepreßt
1 Teel. frische oder 1 Messerspitze getrocknete Kräuter

Sesam- oder Mandelpüree mit dem Wasser langsam glattrühren und dann die übrigen Zutaten dazugeben.
Diese sehr schmackhafte Sauce passt ausgezeichnet zu Wurzelgemüsen.

Mayonnaise aus Soja-Vollkornmehl statt Ei*
Mayonnaise – auch ohne Ei und auch wenn sie mit Joghurt „gestreckt" wird – bleibt für Leberpatienten ein Genuss, den sie sich nur ganz ausnahmsweise in winzigen Portionen erlauben dürfen (natürlich erst bei Stufe IV), denn das Öl lässt sich nicht ersetzen.

(ergibt 6–8 Portionen)
2 Essl. Soja-Vollkornmehl
6 Essl. Wasser
2 dl Öl*

Soja-Vollkornmehl und Wasser zu einer glatten Masse verrühren, Öl langsam unter ständigem Rühren mit dem Schwingbesen beifügen.
Die Mayonnaise kann im Kühlschrank ein paar Tage aufbewahrt werden.
Für 1 Portion braucht man:

1 Essl. Mayonnaise
1 Teel. Zitronensaft
ev. etwas Senf
1 Teel. frische oder 1 Messerspitze getrocknete Kräuter

Alle Zutaten gut vermischen.
Mayonnaise ist eine beliebte Sauce zu vielen Fruchtsalaten und Wurzelgemüsen.

Sauerkrautsalat*
Sauerkraut ist ein besonders wertvolles Rohgemüse, vor allem im Winter. Es ist roh leichter verdaulich als gekocht und wirkt galletreibend und desinfizierend. Eine Beigabe von klein geschnittenem rohem Sauerkraut kann Geschmack und Bekömmlichkeit von gedämpftem Sauerkraut wesentlich verbessern. Für einen Salat wird Sauerkraut gelockert und klein geschnitten, mit einigen Kümmelkörnern oder gemahlenem Kümmel, 3–4 zerkleinerten Wacholderbeeren, gehackter Zwiebel und einem in kleine Streifen geschnittenen Apfel oder kleingewürfelter frischer Ananas vermischt. Als Sauce wählt man Ölsauce* oder Mayonnaise aus Soja-Vollkornmehl*. Dazu passen besonders gut Ackersalat (Rapünzchen) und ein rohes Wurzelgemüse.

Milcharten

Alle hier aufgeführten Milcharten (außer Sojamilch und Mandelmilch) dürfen erst ab Diätstufe IV genossen werden.

Mandelmilch
vegetabile Eiweiß-Öl-Nahrung, reich an wertvollen ungesättigten Pflanzenölen, einschleimend, lindernd

1 Essl. Mandelpüree
1½ Teel. Honig
1½ dl Wasser und ½ dl Obstsaft (bewirkt eine leichte Eindickung)

Mandelpüree und Honig mit dem Schneebesen verrühren und das Wasser tropfenweise zugeben. Zum Schluß den Obstsaft beifügen.

Mandelmilch aus frischen Mandeln
besonders leicht verdaulich

1½ Essl. Mandeln, geschält (keine bitteren!)
1 Teel. Honig
1½ dl Wasser

Mandeln, Honig und Wasser im Mixer mischen, ev. zusätzlich passieren.

Pinienkernmilch
sehr reich an leicht verdaulichen, den Stoffwechsel schonenden vegetabilen Ölen und Eiweiß

1½ Essl. Pinienkerne, gewaschen
1 Teel. Honig
1½ dl Wasser

Zubereiten wie Mandelmilch.

Sesammilch
2 dl Wasser (kalt oder warm)
1 gestr. Essl. Sesampüree
1 Teel. Zitronensaft
1 Teel. Honig

Sesampüree und Honig mit dem Schneebesen verrühren und das Wasser tropfenweise zugeben. Zum Schluß den Zitronensaft beifügen.

Sesamrahm
Wie Sesammilch, aber mit weniger Wasserzugabe. Als Rahmersatz bei gekochten Gerichten und bei Desserts.

Sesamfrappé
Wie Sesammilch oder Sesamrahm mit Beigabe von Obstsaft, Süßmost, Obstkonzentraten.

Sojamilch
1 Tasse Sojabohnen
7 Tassen Wasser
1 Essl. Fruchtzucker
Wasser

Sojabohnen waschen und trocknen, in einer Mandelmühle mahlen. 2 Std. einweichen, dann 20 Min. im Einweichwasser unter ständigem Rühren kochen und passieren. Wasser beifügen bis zur Konsistenz der Kuhmilch. Fruchtzucker zugeben und erkalten lassen. Im Reformhaus ist Sojamilch im Tetrapack erhältlich.

Butter, Pflanzenfette und Öle Schonendes Kochen und Dämpfen

In der Bircherküche verwenden wir für die Rohkost ausschließlich kaltgepresste Öle sowie Mandel- und andere Nußpürees, für die Zubereitung gekochter Nahrung auch sparsam frische Butter und Pflanzenfette. Pflanzenöle sollen grundsätzlich nicht erhitzt werden, da sich dadurch die hoch ungesättigten Fettsäuren in gefährliche Radikale umwandeln können. Ausnahme ist das Olivenöl, das einen sehr hohen Anteil an einfach ungesättigten Fettsäuren enthält und auch für die warme Küche verwendet werden darf.

Frische Butter
zum Verfeinern der Gerichte. Sie darf in den angegebenen Mengen bei Leber-Gallenkrankheiten ab Diätstufe IV verwendet werden.

Reform-Pflanzenmargarine und Reform-Speisefette
(in der Schweiz z. B. Nussella, Becel, Olima, in Deutschland Vitaquell, Eden) sind Pflanzenfett-Emulsionen aus natürlich festen, also ungehärteten Fetten wie Kokosöl oder Palmkernöl in Verbindung mit einem höchstmöglichen Anteil flüssiger Öle und Keimöle, insbesondere Sonnenblumen- oder Olivenöl.

Nußmus und Mandelpüree
besitzen einen sehr feinen nußähnlichen Geschmack. Vielseitig auch als Schonkost verwendbar oder anstelle von frischer Butter oder Pflanzenmargarine zu Gemüsen, Kartoffeln, Reis, Teigwaren.

Sonnenblumenöl kaltgepresst, Maiskeimöl, Distelöl, Leinöl, Olivenöl kaltgepresst
biologisch schonend behandelt, reich an hoch ungesättigten Fettsäuren, sind sie für die meisten Menschen leichter verdaulich als erhitzte Butter. Die Pflanzenöle sollen aber, wie erwähnt, nicht erhitzt werden, da sich dabei gefährliche Radikale entfalten können (Ausnahme Olivenöl). Leinöl hat einen sehr ausgeprägten Geschmack und ist für Leberkranke als Kur besonders zu empfehlen: 2x2 Essl. pro Tag; Öl nicht offen stehen lassen, sondern gut verschlossen im Kühlschrank aufbewahren. Ein Zusatz von Zitronensaft schützt vor Oxydation.

Schonendes Kochen und Dämpfen
Heute wird kaum eine Hausfrau oder Berufstätige auf den Dampfkochtopf verzichten wollen. Zeitsparend und erst noch gesünder – wer möchte sich diese Vorteile entgehen lassen!
Vor allem bei den Suppen lohnt sich der Einsatz des Dampfkochtopfs bei praktisch allen Rezepten. Die Kochzeit beträgt nur ⅓ bis ¼ der normalen Kochzeiten. Auch bei vielen Gemüse- und Kartoffelrezepten kann man im Dampfkochtopf schonend dämpfen und erhält in viel kürzerer Zeit Gerichte, deren Farbe, Aroma, Vitamine und Nährstoffe erhalten bleiben. Übrigens kann man bei Gemüse (nicht bei Kartoffeln) die Kochzeiten auch beim konventionellen Dämpfen nach Wunsch verkürzen, wenn man die Gemüse knackiger, „mit Biss" liebt. Bei Getreidespeisen ist der Einsatz des Dampftopfes bei Sorten mit langen Kochzeiten (z. B. grobem Mais) empfehlenswert, nicht aber bei Teigwaren.

Suppen

Die Rezepte sind für 1–2 Personen berechnet.

In den folgenden Suppen- und Gemüserezepten wird sehr viel Gemüsebrühe verwendet In einem kleinen Haushalt lohnt es sich jedoch nicht, täglich frische Gemüsebrühe zuzubereiten. Stattdessen kann man gewöhnliches Wasser und zum Würzen Reform-Hefeextrakt flüssig oder als Paste oder vegetabile salzlose Gemüsebouillonwürfel verwenden. Die Reform-Hefeextrakte sind sehr Vitamin B-reich und reich an wichtigem Glutathion und Lezithin. Vorsicht: Hefeextrakt ist als Deckname für das schädliche Glutamat erlaubt, vergewissern Sie sich beim Kauf!
Rahm* verfeinert Suppen und Gemüse, man kann aber meist auch Milch verwenden.
Wenn eine Weizenallergie besteht, soll das in den Rezepten angegebene Vollkornmehl durch Reis-, Hirse- oder Hafermehl ersetzt werden.

Gemüsebrühe
als einzige Ausnahme ist dieses Rezept für 4 Personen berechnet
1 Essl. Reform-Pflanzenfett*
1 Zwiebel
2 Karotten
1 kleiner Sellerie (150 g)
Kohl, Mangoldblätter
1 Lauchstengel
3–4 l Wasser
½ Lorbeerblatt
1 Prise Meersalz
Liebstöckel, Basilikum oder andere vorzugsweise frische oder getrocknete Kräuter

Zwiebel mit der braunen Schale halbieren und Schnittfläche im heißen Fett dunkel rösten. Die kleingeschnittenen Gemüse beifügen und mindestens ¼ Std. zugedeckt auf kleiner Flamme dämpfen. Mit dem Wasser ablöschen und 2 Stunden auf kleiner Flamme kochen. Nach Belieben würzen.

Für Diätstufe III (fettlos) die Gemüse mit der geschälten und ebenfalls kleingeschnittenen Zwiebel ohne Fett anziehen lassen und ¼ Stunde mit wenig Wasserbeigabe dämpfen. Weiter wie oben.

Gemüsebouillon
3 dl Gemüsebrühe
ev. etwas Reform-Hefeextrakt
10 g Nußmus* oder Reform-Pflanzenfett*
Petersilie, Schnittlauch, frischgehackte Kräuter

Die nach obigem Rezept zubereitete Gemüsebrühe über Nußmus* oder Pflanzenfett* und Kräuter anrichten. Ev. mit Hefeextrakt oder Kelpamare nachwürzen.

Reissuppe, klare
½ Essl. Reform-Pflanzenfett*
etwas gehackte Zwiebel
1 kleine Karotte
etwas Sellerie und Lauch
1 Essl. Reis
6 dl Gemüsebrühe
Schnittlauch

Zwiebel, feingeschnittene Gemüse und Reis zusammen dämpfen. Heiße Gemüsebrühe zufügen und 15–20 Minuten kochen. Über feingeschnittenen Schnittlauch und Pflanzenfett* anrichten.

Reissuppe, gebundene*
½ Essl. Reform-Pflanzenfett*
etwas Sellerie
1 kleine Karotte
etwas Lauch
1 Essl. Reis
½ Essl. Vollkornmehl
6 dl Gemüsebrühe oder Wasser
1 Prise Meersalz
Liebstöckel, Petersilie, Basilikum, Majoran
Reform-Hefeextrakt
½ Essl. Sesam-Rahm
Schnittlauch

Die feingeschnittenen Gemüse und den Reis im Fett dünsten. Das Vollkornmehl darüber streuen, mit der Gemüsebrühe ablöschen und 30 Minuten kochen. Würzen mit Hefeextrakt und den Kräutern. Rahm und feingeschnittenen Schnittlauch in die Suppenschüssel geben, die Suppe darüber anrichten.

Kräutersuppe
1 Essl. Vollkornmehl
1 dl Milch* oder Wasser
5 dl Gemüsebrühe
1 Essl. Rahm*
ev. 5 g Butter* oder Pflanzenmargarine* oder Nußmus*
1 Prise Meersalz
Liebstöckel, Basilikum, Estragon, Majoran, Schnittlauch, ev. Muskat oder Kümmel

Vollkornmehl mit etwas kalter Milch* oder kaltem Wasser anrühren und in die kochende Gemüsebrühe einrühren.
15 Minuten kochen.
Mit den Kräutern würzen, wenn erlaubt Rahm* oder ev. Butter* oder Pflanzenmargarine* in die Suppenschüssel geben, Suppe darüber anrichten und zerquirlen.

Hafercremesuppe
½ Essl. Reform-Pflanzenfett*
2 Essl. feine oder grobe Haferflocken
6 dl Gemüsebrühe
etwas Sellerie
1 Essl. Sesam-Rahm
1 Prise Meersalz
Kelpamare, Schnittlauch, ev. Muskat oder Kümmel

Haferflocken mit oder ohne Pflanzenfett kurz andämpfen. Gemüsebrühe und Sellerie beifügen. Feine Haferflocken 10 Minuten, grobe mindestens 20 Minuten leise köcheln lassen, nach Belieben würzen. Rahm*, Meersalz und Schnittlauch in die Suppenschüssel geben und die passierte Suppe darüber geben.

Hafergrützsuppe
½ Essl. Reform-Pflanzenfett*
2 Essl. Hafergrütze
etwas Zwiebel, gehackt
7 dl Wasser oder Gemüsebrühe
1 dl Milch*
etwas Sellerie, in feine Würfelchen geschnitten
1 Prise Meersalz
ev. 1 Essl. Rahm*
Hefeextrakt, Schnittlauch, Petersilie, Majoran oder Borretsch

Zwiebel und Grütze mit oder ohne Pflanzenfett* dünsten. Gemüsebrühe und Milch* sowie Sellerie beifügen und 45–60 Minuten kochen. Nach Belieben mit Reform-Hefeextrakt würzen. Rahm*, Meersalz und Kräuter in die Suppenschüssel geben und die fertige Suppe darüber anrichten.

Grießsuppe
1 Essl. Grieß
5 dl Gemüsebrühe
1 Essl. Sesam-Rahm
5 g frische Butter* oder Pflanzenfett* oder Nußmus*
1 Prise Meersalz, Sojasauce
Kümmel, ev. Muskat
Liebstöckel, Basilikum, Majoran, Petersilie, Schnittlauch

Grieß in die kochende Gemüsebrühe einrühren, Sojasauce und Kümmel beifügen, ½ Std. köcheln. Mit Meersalz und Kräutern beliebig würzen. Rahm* und Butter* oder Reform-Pflanzenfett* oder Nußmus* in die Suppenschüssel geben und die fertige Suppe darüber anrichten.

Tomatensuppe
½ Essl. Reform-Pflanzenfett*
etwas Zwiebel, Sellerie und Lauch
1 kleine Karotte
1 Knoblauchzehe
1 Tomate
1 Essl. Vollkornmehl
6 dl Gemüsebrühe
1 Prise Meersalz
ev. etwas Tomatenpüree
1 Prise Fruchtzucker
Rosmarin, Oregano
5 g Butter* oder Pflanzenmargarine* oder Nußmus
1 Essl. Sesam-Rahm
Schnittlauch

Kleingeschnittene Gemüse mit oder ohne Pflanzenfett* dämpfen, zuletzt die Tomate beifügen. Vollkornmehl darüberstreuen und mit Gemüsebrühe ablöschen. ½ Stunde köcheln, dann passieren. Gewürze und ev. etwas Tomatenpüree beifügen. Butter* oder Reform-Pflanzenfett* (oder Nußmus*) und Rahm* in die Suppenschüssel geben und die fertige Suppe darüber anrichten. Mit kleingeschnittenem Schnittlauch bestreuen. Nach Wunsch 1 Essl. Reis als Einlage in die Suppe geben oder fettlos geröstete Brotwürfelchen darüberstreuen.

Sommerliche Tomatensuppe
4 reife Sommertomaten
1 Prise Fruchtzucker
1 Prise Meersalz
¼ dl Rahm*

Die Tomaten in Stücke schneiden, kurz aufkochen, würzen und passieren. Rahm* dazugeben und die Suppe lauwarm oder kalt servieren.

Verschiedene Gemüsesuppen (Karotten, Spinat, Broccoli)
½ Essl. Reform-Pflanzenfett*
etwas gehackte Zwiebel
1½ Essl. Vollkornmehl
1 Prise Meersalz
5 dl Gemüsebrühe
1 dl Milch*
1 Essl. Sesam-Rahm*
Gemüse: 1 kleingeschnittene Karotte oder 1 kleine Tasse Spinat, gemixt oder fein gehackt, kleingehackter Broccoli (einige Röschen separat kochen und zurückbehalten)

Zwiebel und Karotten oder Broccoli mit oder ohne Pflanzenfett* dämpfen, Vollkornmehl darüberstreuen und leicht mitdämpfen. Mit Gemüsebrühe und Milch* ablöschen und 20–40 Minuten köcheln. Bei der Spinatsuppe zum Schluß den Spinat beifügen und nicht mehr kochen. Die fertige Suppe über den Rahm* in der Suppenschüssel anrichten. Bei der Broccolisuppe die zurückbehaltenen Röschen beifügen.
Würzen: Für die Karottensuppe Selleriekraut oder Liebstöckel, Rosmarin oder Majoran, 1 Teel. Kümmel.
Für die Spinatsuppe einige Pfefferminzblätter, Petersilie, Schnittlauch, 1 Prise Muskat.
Für die Broccolisuppe Hefeextrakt, wenig Basilikum, Petersilie, Schnittlauch, Estragon.

Kerbelsuppe
½ Essl. Reform-Pflanzenfett*
etwas Zwiebel
1 mittlere Kartoffel, in Würfel geschnitten
½ Essl. Vollkornmehl
5 dl Gemüsebrühe
1 Prise Meersalz
1 Essl. Kerbel, gehackt
1 Essl. Rahm*

Zwiebel mit oder ohne Pflanzenfett* anziehen lassen. Kartoffel beifügen, Vollkornmehl darüberstreuen und mit Gemüsebrühe ablöschen, salzen. ½ Std. kochen und passieren. Kerbel und Rahm* in die Suppenschüssel geben, Suppe darüber anrichten.

Kartoffelsuppe
½ Lauch, in feine Streifchen geschnitten
½ Karotte, in feine Rädchen geschnitten
½ Essl. Vollkornmehl
5 dl Gemüsebrühe
1 mittlere Kartoffel, kleingeschnitten
1 Prise Meersalz
Miso
Basilikum, Majoran
1 Essl. Rahm*

Lauch und Karotte in wenig Gemüsebrühe dämpfen. Vollkornmehl darüberstreuen, mit der Gemüsebrühe ablöschen. Kartoffel beifügen und weichkochen. Würzen. Basilikum, Majoran und ev. Rahm* in die Suppenschüssel geben und die fertige Suppe darüber anrichten.

Minestra
2 Essl. Lauch
etwas Zwiebel, feingehackt
einige Sellerieblätter
½ Teller Mangoldblätter
7 dl Wasser oder Gemüsebrühe
1 Essl. Liebstöckel oder Thymian
½ Knoblauchzehe, ausgepreßt
Basilikum, Petersilie, Schnittlauch
1 Prise Meersalz
15 g Teigwaren oder Reis
5 g Butter* oder Reform-Pflanzenfett* oder Nußmus*

Zwiebel, Lauch, Sellerieblätter und Mangold, alles kleingeschnitten, langsam dämpfen. Gemüsebrühe beifügen, würzen und ½ Std. kochen. Teigwaren oder Reis 15–20 Minuten mitkochen. Zum Verfeinern Rahm* oder Nußmus* oder Reform-Pflanzenfett* beifügen.

Gemüse

Gemüse „nature", fettlos
Beim Übergang von Diätstufe II zu III werden empfindlichen Patienten die Gemüse „nature" angeboten: Das Gemüse wird in wenig fettfreier Gemüsebrühe weichgedämpft, dann je nach Gemüseart zerkleinert und mit Kräutern angerichtet. Für Leberpatienten besonders empfehlenswerte Gemüse sind: Lattich, Chicorée, Fenchel, Karotten, Sellerie, Tomaten, Randen (rote Beete), Artischocken, Broccoli. Aber auch Spinat, Endivien, Krautstiele, Stangensellerie, Erbsen, Kefen, Zucchetti, Peperoni, Kohlrabi, Blumenkohl, Topinambur und Aubergines können auf diese Weise zubereitet werden.

Spinat, gehackt
¼ l Gemüsebrühe
200 g Spinat (dicke Stiele entfernen)
¼ Knoblauchzehe, durchgepresst
1 Prise Meersalz
Pfefferminzblätter, Salbei
1 Tasse roher Spinat
ev. etwas frische Butter* oder Reform-Pflanzenfett* oder Olivenöl*

Spinat in der Gemüsebrühe kurz abwellen, abgießen, hacken, wiegen oder mixen. Spinat in die Pfanne zurückgeben und heiß werden lassen. Knoblauch, Salz und Kräuter beifügen. Den rohen Spinat sehr fein wiegen oder mixen und vor dem Anrichten mit ev. etwas frischer Butter* oder Olivenöl* dazugeben.

Spinat, ganze Blätter (en branches)
300 g Spinat (dicke Stiele entfernen, den gröberen Winterspinat ev. zuerst abwellen)
1 Essl. Pinienkerne
ev. 1 Essl. Rosinen
1 Prise Meersalz
Pfefferminzblätter, Salbei, Petersilie
ev. etwas flüssige Butter* oder Reform-Pflanzenfett* oder Olivenöl*

Spinat nicht zugedeckt auf kleiner Flamme mit ganz wenig Wasser dünsten. Pinienkerne, Gewürze und ev. Rosinen beifügen und noch kurz weiterdämpfen. Zum Schluss ev. flüssige Butter* oder Olivenöl* darunter mischen.

Lattich
1 Lattich
1 l Wasser
etwas Zwiebel, gehackt
1 dl Gemüsebrühe
1 Prise Meersalz

Lattich halbieren, im Wasser halbweich kochen, abtropfen lassen, zusammenlegen und in feuerfeste Form geben. Zwiebel ohne Fett anziehen lassen und über das Gemüse verteilen. Gemüsebrühe und Meersalz beifügen und 30–40 Min. im Ofen schmoren.

Endiviengemüse
1 großer Endivienkopf

Zubereitung genau gleich wie beim Lattich.

Chicorée gedämpft
2 Stangen Chicorée
½ Essl. Reform-Pflanzenfett*
3 Essl. Gemüsebrühe
1 Prise Meersalz
Majoran, Thymian

etwas Butter* oder Olivenöl* oder Nußmus*

Chicoréestangen halbieren und in die Pfanne einschichten. Erwärmtes Pflanzenfett* sowie Gemüsebrühe über die Chicorée geben, würzen und zugedeckt auf kleiner Flamme ½ Std. dämpfen. Wenn erlaubt, zerlassene Butter* oder Olivenöl* oder Nußmus* über das angerichtete Gemüse verteilen.

Krautstiele an Béchamelsauce
3 Stengel Krautstiele
½ dl Gemüsebrühe
wenig Zitronensaft oder 1 Teel. Mandelpüree*
1 Prise Meersalz
Estragon, Petersilie und Schnittlauch
Béchamelsauce* (siehe Rezept auf Seite 100)

Die in 3 cm lange Stücke geschnittenen Krautstiele in der Gemüsebrühe mit Zitronensaft oder Mandelpüree* zugedeckt auf kleiner Flamme ½ bis ¾ Std. weich kochen, würzen. Das fertige Gemüse mit Béchamelsauce* mischen.

Stangensellerie
3–4 Stangen Stangensellerie
½ Zwiebel, gehackt
etwas Apfel, fein geschnitten
1 dl Gemüsebrühe
1 Teel. Mandelpüree*
1 Prise Meersalz
ev. etwas Kelpamare
Selleriekraut

Die in 8 cm lange Stücke geschnittenen Stangensellerie in eine Pfanne legen. Zwiebel und Apfel ohne Fett leicht andünsten und darüber verteilen. Gemüsebrühe und Mandelpüree* beifügen und ½ bis ¾ Std. weich kochen. Würzen.

Überbackener Fenchel mit Frischkäse-Crème*
1 größerer oder 2 kleine Fenchel
1 Prise Meersalz
Pfeffer
einige Tropfen Zitrone
1 Frischkäse*

Fenchel vierteln und in wenig Wasser halbweich dämpfen. Die einzelnen Lagen des Fenchels auseinanderziehen und in eine feuerfeste Form legen. Mit Zitronensaft beträufeln, salzen und pfeffern. Den Frischkäse* mit 2 Esslöffeln Fenchelsud verrühren und auf dem Gemüse verteilen. Im heißen Ofen überbacken.

Gemüsecurry
1 Essl. Sonnenblumenöl*
1 Frühlingszwiebel
200 g Gemüse (z.B. Lauch, Karotten, Zucchetti, Spargel)
½ Teel. Vollkornmehl*
1 Messerspitze (oder mehr, je nach Geschmack) Curry
½ Teel. Gemüsebrühe
½ Orange
1 Teel. Sultaninen
1 Prise Vollzucker (Sucanat)
Meersalz, Pfeffer

Die in feine Ringlein geschnittene Frühlingszwiebel im leicht erwärmten Öl anziehen lassen. Mehl und Curry darüber streuen und mit der Gemüsebrühe ablöschen. Die kleingeschnittenen Gemüse zugeben und zugedeckt ca. 15 Minuten dämpfen. Von der Orange zwei, drei Schnitze zurückbehalten, den Rest auspressen und die Sultaninen im Saft einlegen. Wenn das Gemüse weich ist, Sultaninen und Orangensaft beigeben, heiß werden lassen und mit Zucker, Salz und Pfeffer abschmecken. Anrichten und die Orangenschnitze darüber verteilen.

Karotten gedämpft
3–4 Karotten
1 dl Gemüsebrühe
1 Teel. Mandelpüree*
je 1 Prise Fruchtzucker und Meersalz
Majoran, Thymian, Rosmarin
Petersilie

Die in Scheiben oder Stengelchen geschnittenen Karotten in der Gemüsebrühe 30–45 Min. dämpfen, ev. das Mandelpüree* beigeben. Würzen. Zum Schluss die gehackte Petersilie darüber streuen.

Erbsen und Karotten
(wenn vertragen und erlaubt)
100 g frische süße Erbsen, enthülst
1 dl Gemüsebrühe
Majoran, Thymian, Liebstöckel, Petersilie, Schnittlauch
150 g in Scheiben geschnittene Karotten, nach dem Rezept für gedämpfte Karotten zubereitet.

Erbsen in der Gemüsebrühe weich kochen. Würzen. Karotten und Erbsen mischen oder auf der Platte abwechslungsweise anrichten.

Erbsen auf französische Art
(wenn vertragen und erlaubt)
¼ Salatkopf oder Lattich
150–200 g Erbsen, enthülst
1 dl Gemüsebrühe
1 Prise Meersalz
Petersilie, Schnittlauch
Majoran, Thymian, Liebstöckel
10 g Nußmus*
1 Teel. Vollkornmehl*

Den in feine Streifen geschnittenen Salatkopf oder Lattich zusammen mit den Erbsen in der Gemüsebrühe auf ganz kleinem Feuer dämpfen, bis sie weich sind. Würzen. Nußmus* mit Vollkornmehl mischen, dazugeben und kurz aufkochen.

Kefen (Zuckererbsen) gedämpft
200 g Kefen
1 dl Gemüsebrühe
1 Prise Meersalz
1 Prise Fruchtzucker
etwas Petersilie oder Liebstöckel
Schnittlauch, Majoran, Thymian
frische Butter* oder Pflanzenmargarine* oder Nußmus*

Kefen und Kräuter in der Gemüsebrühe zugedeckt ½ bis ¾ Std. dämpfen. Würzen. Wenn erlaubt, beim Anrichten frische Butter* oder Reform-Pflanzenfett*, Olivenöl* oder Nußmus* darüber geben.

Grüne Bohnen
250 g Bohnen
wenig Knoblauch
Bohnenkraut, Petersilie
1–2 Tomaten
1 Prise Meersalz
etwas Kümmel, Majoran, Liebstöckel

Die Bohnen, die in kleine Würfel geschnittenen Tomaten und die Kräuter ca. 1 Stunde dämpfen, wenn nötig etwas Wasser zugeben. Würzen.

Sellerie, gedämpft
½ Sellerie
1 dl Gemüsebrühe
1 Prise Meersalz
etwas Zitronensaft, Majoran
1 Teel. Mandelpüree*
feinste Apfelscheibchen, Nüsse

Den in kleine viereckige Scheiben geschnittenen Sellerie mit der Gemüsebrühe übergießen und in ½ bis ¾ Std. weich kochen. Würzen. Zum Verfeinern Mandelpüree* beifügen und nach Wunsch auch einige Apfelscheibchen mitdämpfen. Zum Schluss mit gehackten Nüssen bestreuen.

Sellerie mit Béchamelsauce*
1 kleinen Sellerie wie oben zubereiten und zuletzt mit einer Béchamelsauce* (siehe Rezept Seite 100) vermischen.

Randengemüse (Rote Beete)
Wurzelspitzen und Blätter bis ca. 2 cm abschneiden, gut waschen, ohne die Haut zu verletzen.

350 g Randen
1 dl Gemüsebrühe
je 1 Prise Fruchtzucker und Meersalz
¼ Lorbeerblatt, Liebstöckel, Kümmel, Muskat
ganz wenig Knoblauch, Petersilie
etwas Zitronensaft, Zitronenmelisse
1 Essl. Vollkornmehl*, kalt angerührt
1 Essl. Mandelpüree*

Die Randen im Dampfkochtopf in ca. 25 Min. weich kochen. Schälen und in feine Scheiben schneiden. In der Gemüsebrühe mit den Kräutern und Gewürzen gut mischen und ¼ Std. leicht kochen. Zum Binden das Vollkornmehl* darunter rühren und am Schluss das Mandelpüree* beifügen.

Topinambur
250 g Topinambur
etwas Gemüsebrühe
1 Prise Meersalz
Basilikum
1 Teel. Mandelpüree*

Die Topinambur wie Kartoffeln in der Schale (siehe Rezept Seite 93) kochen. Schälen, in Scheiben schneiden und in der Gemüsebrühe weich dämpfen. Würzen und zum Verfeinern das Mandelpüree* darunter mischen.
Man kann die Topinambur auch mit Béchamelsauce* (siehe Rezept Seite 100) und etwas geriebenem Käse* anrichten.

Tomatengemüse
4–5 Tomaten
½ Essl. Olivenöl*
½ Zwiebel
Fruchtzucker
1 Prise Meersalz
ein wenig Knoblauch
Rosmarin, Majoran, Basilikum
ev. 1 Essl. Maizena
Petersilie oder Schnittlauch oder Dill

Zwiebel und Fruchtzucker im Olivenöl in der Bratpfanne leicht bräunen. Die Tomaten mit kochendem Wasser überbrühen und schälen, in Stücke schneiden, zu den Zwiebeln geben und mitdämpfen, bis sie etwas eingekocht sind. Knoblauch und Gewürze beifügen und fertig kochen; zum Binden das Maizena darunter mischen. Über die angerichteten Tomaten reichlich gehackte Petersilie oder andere Kräuter streuen.

Tomaten gedämpft
2–3 Tomaten
1 Prise Meersalz
10 g Reform-Pflanzenfett*
¼ Zwiebel, gehackt
Provence-Kräuter (Basilikum, Rosmarin, Thymian, Salbei), Petersilie

Die Zwiebel ohne Fett leicht anziehen lassen. Die halbierten Tomaten auf ein eingefettetes Blech oder in die feuerfeste Form legen. Kleine Stücklein Pflanzenfett* auf jede Tomatenhälfte geben, ebenso die gedünstete Zwiebel und die Kräuter darüber verteilen. Im Ofen kurz dämpfen. Nach Belieben werden einige Tomaten gemixt oder ganz fein gehackt, mit Rahm* vermischt, rasch aufgekocht und über die angerichteten Tomaten verteilt.

Tomaten, gefüllt
2–3 Tomaten
1 Teel. Reis pro Tomate
1 Prise Meersalz
Butter* oder Reform-Pflanzenfett* oder Olivenöl* oder Nußmus*
etwas Zwiebel und Knoblauch
Rosmarin, Majoran, Thymian, Basilikum
Lorbeer, Muskat
ev. Gemüsebrühe

Von den Tomaten den Deckel abschneiden und aushöhlen. Das Tomatenmark hacken und mit 1 Teel. ungekochtem Reis und den Kräutern und Gewürzen vermischen. Die Masse einfüllen, Butterflöckchen* oder Olivenöl* oder Nußmus* darauf geben und die abgeschnittenen Deckel aufsetzen. Im Ofen bei guter Unterhitze 20–30 Min. backen.

Tomaten à la provençale
2 Tomaten
1 Prise Meersalz
1 Essl. gehackte Petersilie
1 Essl. Paniermehl (Brösel)

Tomaten halbieren, mit Meersalz bestreuen, auf ein Blech geben. Paniermehl und Petersilie mischen und mit einem Löffel auf die Tomaten verteilen. Im Ofen 15 Min. backen.

Zucchetti-Tomatengemüse
½ Zwiebel, gehackt
300 g Zucchetti
50 g Tomaten
1 Prise Meersalz
Knoblauch, Rosmarin, Majoran, Thymian, Basilikum
Petersilie, Schnittlauch, Dill
ev. etwas Maismehl
1 Teel. Mandelpüree*

Zwiebel ohne Fett anziehen lassen. Zucchetti in Würfel schneiden, Tomaten schälen und ebenfalls in Würfel schneiden. Beide Gemüse zugeben und weich schmoren. Würzen. Wenn sich zuviel Flüssigkeit gebildet hat, wird etwas angerührtes Maismehl und 1 Teel. Mandelpüree* zuletzt beigefügt.

Peperoni, grüne, gelbe oder rote
Sie eignen sich sehr gut als Beigabe zu anderen Gerichten, manche Leberkranke vertragen sie aber nicht:
150–200 g Peperoni
½ Essl. Olivenöl*
½ Zwiebel, gehackt
1 Prise Meersalz
Knoblauch, Rosmarin, Majoran, Thymian, Basilikum, Petersilie

Peperoni in Streifen schneiden und zusammen mit Zwiebel, Kräutern und Gewürzen in der Bratpfanne im Olivenöl zugedeckt mind. ½ Std. dämpfen.

Ratatouille
50 g Peperoni
100 g Zucchetti
50 g Auberginen
1 Tomate
½ Zwiebel, gehackt
wenig Knoblauch
1 Essl. Olivenöl*
1 Prise Meersalz
Rosmarin, Majoran, Thymian, Basilikum, Petersilie

Peperoni, Zucchetti, Auberginen und Tomate (geschält) in Würfel schneiden. Zwiebel und Knoblauch im Olivenöl dämpfen, Gemüse beigeben und 1 Std. zugedeckt dämpfen. Würzen. Wenn zuviel Saft entsteht, abgedeckt einkochen lassen.

Artischocken
1 Artischocke
¾ l Wasser
1 Essl. Zitronensaft
1 Prise Meersalz

Die Stengel dicht an den Artischocken abschneiden. Die untersten harten Blätter entfernen und die Spitzen abschneiden. Halbieren und Blüte herausschneiden, unter dem laufenden Wasser waschen und Schnittfläche mit Zitronensaft einreiben. Wasser zum Kochen bringen, Zitronensaft und Meersalz beifügen und die Artischocken darin weich kochen, ca. ¾ Std. Abtropfen lassen und auf warmer, mit Serviette belegter Platte anrichten. Mit Joghurtsauce (s. Rezept Seite 76) servieren.

Spargeln
½ Bund Spargeln
1 l Wasser
1 Prise Meersalz
geriebener Käse*
Nußmus*

Die Spargeln waschen und großzügig schälen. Grüne Spargeln kann man fast ganz belassen. Wasser zum Kochen bringen, die Spargeln in 20–30 Min. weich kochen, mit dem Schaumlöffel herausnehmen und auf einer mit Serviette belegten Platte anrichten. Geriebenen Käse*, darüberstreuen und mit flüssigem Nußmus* begießen.
Als Variante Remouladensauce* (Rezept s. Seite 101) dazu servieren.

Blumenkohl oder Broccoli
1 kleiner Blumenkohl oder Broccoli (250 g)
1 Teel. Olivenöl*
1 Knoblauchzehe
1 dl Gemüsebrühe
Meersalz, Pfeffer

Blätter und Strunk unter der Blume abschneiden. Strunk schälen und in größere Stücke schneiden, Blume in Röschen teilen. Die gehackte Knoblauchzehe im Olivenöl* hell dünsten, Blumenkohl oder Broccoli beifügen und kurz mitdünsten. Mit der Gemüsebrühe ablöschen und etwa 5 Minuten köcheln lassen. Mit Salz und Pfeffer würzen. Wenn erlaubt, Pinienkerne oder Mandelsplitter ohne Fett kurz in der Bratpfanne rösten und über das Gemüse verteilen.

Kohlrabi mit Kräutern
1 Kohlrabi
1 dl Gemüsebrühe
1 Essl. zarte Kohlrabiblätter, gehackt
Béchamelsauce* (siehe Rezept Seite 100)

Kohlrabi in 4 Stücke, dann in feine Scheibchen schneiden und in der Gemüsebrühe zugedeckt ½–¾ Std. kochen, zuletzt die Kohlrabiblätter beifügen.

Die Béchamelsauce* (s. Rezept Seite 100) mit verschiedenen gehackten Kräutern vermischen und über die fertiggekochten Kohlrabi anrichten.

Maiskolben
(sehr gut kauen, sonst schwer verdaulich)
1 Maiskolben
½ l Salzwasser
1–2 Essl. Quark oder Pflanzenmargarine*

Nur Maiskolben verwenden, deren Körner noch zart und milchig sind. Die grünen Blätter und die Fäden entfernen. Den Maiskolben in Salzwasser 10–20 Min. weich kochen und auf heißem Teller anrichten. Pflanzenmargarine* oder Quark dazuservieren.

Salate von gekochten Gemüsen

Diese Gerichte sind nur erlaubt für Diätstufen III und IV.
Karotten, Sellerie. Randen (Rote Beete), Bohnen, Blumenkohl, Broccoli, Zucchetti, Mangold oder Krautstiele eignen sich besonders gut für diese Salate.
Die Gemüse werden in Gemüsebrühe oder Wasser weichgekocht, abgetropft und kleingeschnitten (Würfelchen, Scheibchen, Röschen, Streifen). Mit Salatsauce oder Joghurtsauce* oder mit Mayonnaise* anmachen. Als Gewürz Zwiebeln und gehackte Kräuter.

Kartoffelsalat
200 g Kartoffeln
½ dl Gemüsebrühe
1 Essl. Mayonnaise*
½ Essl. Zwiebeln, gehackt
Borretsch, Schnittlauch, Petersilie, Zitronenmelisse, Majoran, Thymian, Dill

Die Kartoffeln im Dampftopf weich kochen, noch heiß schälen und in Scheiben schneiden. Die heißgemachte Gemüsebrühe darüber gießen und etwas stehen lassen, dann die Mayonnaise darunter mischen. Mit Zwiebel und Kräutern würzen.

Kartoffelsalat mit Gurken
1 große Kartoffel
¼ Gurke
2 Essl. Joghurtsauce
½ Knoblauchzehe
Dill oder Borretsch, Schnittlauch, Petersilie, Zwiebel

Die Kartoffel wie oben beschrieben vorbereiten. Die geschälte Gurke auf grober Raffel raffeln und dazugeben. Mit Joghurtsauce vermischen und mit Zwiebel und Kräutern würzen.
Vor dem Anrichten die Salatschüssel mit der Knoblauchzehe ausreiben.

Salade niçoise
1 gekochte Kartoffel
1 kleine Tomate
Radieschen
einige Gurkenscheiben
1 Essl. Öl*
½ Essl. Zitronensaft
1 Prise Meersalz
Petersilie, Schnittlauch oder Dill, Zitronenmelisse, Borretsch
einige Kopfsalatblätter

Kartoffel, Tomate und Radieschen in Scheiben schneiden und mit der Salatsauce aus Öl*, Zitronensaft, Meersalz und Kräutern anmachen. Direkt vor dem Servieren die Kopfsalatblätter mit dem Salat vermischen oder den Salat auf die Kopfsalatblätter anrichten.

Reissalat
50 g Reis
2 dl Wasser
2 Essl. Quarksauce
½ Essl. Zwiebel, gehackt
¼ Tomate
Schnittlauch, Petersilie oder Basilikum
einige Salatblätter

Reis im Wasser kochen, kurz abspülen und erkalten lassen. Zwiebel, feingewürfelte Tomate und Kräuter unter die Quarksauce geben.
Den Reis mit der Sauce vermischen und auf Salatblätter anrichten.

Selleriesalat mit Soja-Mayonnaise*
½ kleiner Sellerie
½–1 Essl. Zitronensaft
2 Baumnüsse
ev. ¼ Apfel
1 Prise Meersalz
1 Essl. Soja-Mayonnaise* (Rezept siehe Seite 77)

Die rohe Sellerieknolle in streichholzdünne Streifen schneiden oder hobeln. Zitronensaft darüber träufeln, um ein Braunwerden zu verhindern. Die grob gehackten Baumnüsse und den geraffelten Apfel dazugeben und mit der Mayonnaise* vermischen.

Gemüsesülzchen
2½ dl Gemüsebrühe
2 g Agar-Agar
einige Tropfen Zitronensaft
etwas Kelpamare
frische Gurkenscheiben
Tomatenwürfelchen
gekochte Broccoliröschen
gekochte Erbsen
gekochte, kleingeschnittene Bohnen
1 Prise Meersalz

Agar-Agar ist ein pflanzliches Gallertpulver, das anstelle der tierischen Gelatine für Gemüse- und Fruchtköpfchen, Saucen und Puddings usw. verwendet wird.
Das Agar-Agar-Pulver in die lauwarme Gemüsebrühe geben und langsam erhitzen, bis das Geliermittel gut aufgelöst ist. Mit Meersalz, Zitronensaft und Kelpamare würzen. In ausgespülte Förmchen etwas Sulze einfüllen, fest werden lassen. Mit Gemüsescheibchen garnieren, wieder Sulze darüber geben, fest werden lassen usw., bis die Förmchen gefüllt sind.
Die erkalteten Sülzchen stürzen und auf Salatblättern servieren.

Kartoffelgerichte

Kartoffeln in der Schale (Pellkartoffeln)
2–4 kleine Kartoffeln
Wasser
1 Prise Meersalz

Kartoffeln abbürsten und waschen. Pfanne mit gelochtem Einsatz oder Drahtsieb mit Wasser bis zum Einsatz füllen, Kartoffeln hineingeben, zudecken und 30 bis 40 Minuten kochen. Im Dampfkochtopf sind sie in 8–10 Minuten weich.

Backkartoffeln
3–4 kleine Kartoffeln
1 Essl. Öl*
Nußmus*

Die Kartoffeln abbürsten, waschen. Auf der oberen Seite die Haut 3–4mal einritzen, mit Öl* bepinseln und auf eingefettetem Blech bei mittlerer Hitze 30–40 Min. backen. Auf die fertigen Kartoffeln je ein Stückchen Nußmus* geben. Für Leberpatienten sollte das Öl nicht beim Backen erhitzt werden und in die Kartoffeln einziehen. Deshalb das Bepinseln weglassen.

Quarkkartoffeln
3–4 kleine Kartoffeln
50 g Magerquark
1–2 Essl. Milch oder Rahm*
Schnittlauch oder Kümmel oder Majoran
1 Prise Meersalz

In die obere Seite der Kartoffeln eine Rille schneiden und zubereiten wie Backkartoffeln (Öl unbedingt weglassen). Für die Füllung Quark mit Milch oder Rahm* schaumig rühren und Gewürze beifügen. Mit einem Löffel über die Rille der gebackenen Kartoffeln verteilen oder mit dem Dressiersack aufspritzen.

Kümmelkartoffeln
2–3 mittelgroße, längliche, schmale Kartoffeln
1 Teel. Kümmel
1 Prise Meersalz
1 Essl. Olivenöl*

Die Kartoffeln abbürsten, waschen und durch die schmale Mitte halbieren. Kümmel mit Meersalz vermischen und auf die Schnittflächen streuen. Die Kartoffeln mit der Schnittfläche nach unten auf ein gefettetes Blech legen, mit Öl* bepinseln (s. bei Backkartoffeln) und ¾ Std. bei mittlerer Hitze backen.

Bouillonkartoffeln
250 g Kartoffeln
1–2 dl Gemüsebrühe
1 Prise Meersalz
Liebstöckel, Thymian
10 g Butter* oder Reform-Pflanzenfett*
Olivenöl* oder Nußmus*

Kartoffeln waschen, schälen, halbieren oder in Stücke schneiden und in der Gemüsebrühe mit Meersalz und den Gewürzen weich kochen. Butter* oder Olivenöl* oder Nußmus* über die angerichteten Kartoffeln verteilen.

Rahmkartoffeln*
200 g Kartoffeln
Zwiebel, gehackt
1 dl Gemüsebrühe
1 Prise Meersalz
½ dl Rahm*, ev. Milch

Thymian, Muskat, Miso
Petersilie

Kartoffeln schälen, in Scheibchen schneiden, zusammen mit der Zwiebel ohne Fett kurz anziehen lassen und mit der Gemüsebrühe und den Gewürzen weich kochen. Zuletzt Rahm* oder Milch beifügen. Die angerichteten Kartoffeln mit gehackter Petersilie bestreuen.

Kartoffeln mit Tomaten
200 g Kartoffeln
½ kl. Zwiebel
1 dl Gemüsebrühe
1 kl. Tomate
1 Prise Meersalz
1 Essl. Sesam-Rahm*
Majoran oder Rosmarin oder Thymian

Die gehackte Zwiebel und die geschälten, in Scheiben geschnittenen Kartoffeln ohne Fett kurz anziehen lassen, dann mit der Gemüsebrühe halbweich kochen. Die geschälte Tomate in Schnitze schneiden, beifügen und fertig kochen. Würzen. Zuletzt den Rahm* dazugeben.

Kartoffelschnee
4 Kartoffeln
Wasser
getrocknete Tomaten
Butter* oder Reform-Pflanzenfett*, Olivenöl* oder Nußmus*

Kartoffeln waschen, schälen, in Stücke schneiden und im Dampf mit wenig Wasser weich kochen. Durch die Kartoffelpresse direkt auf eine warme Platte spritzen. Flüssige Butter* oder Olivenöl* oder Nußmus* darüber geben und mit feingeschnittenen getrockneten Tomaten garnieren.

Kartoffelpüree
4 Kartoffeln
wenig Wasser
1 dl Milch
Muskat
ev. 1 Essl. Rahm*
1 Prise Meersalz
feingehackter Majoran, feingehackter Kümmel, Muskat
etwas Knoblauch
getrocknete Tomaten

Kartoffeln schälen, in Stücke schneiden und im Dampf weich kochen. Durch die Kartoffelpresse passieren. Milch erwärmen, das Kartoffelpüree dazugeben, schaumig rühren und würzen. Ev. mit Rahm* verfeinern. Auf heiße Platte anrichten und mit den fein geschnittenen getrockneten Tomaten garnieren.

Schmorkartoffeln*
2 kleine Kartoffeln
wenig Wasser
1 Prise Meersalz
1 dl Gemüsebrühe
1–2 Essl. Sesam-Rahm* oder Nußmus*
Muskat, Thymian
Petersilie

Kartoffeln schälen und halbieren, im Dampf halbweich kochen. Mit der Schnittfläche nach unten in eine feuerfeste Platte legen. Gemüsebrühe darüber gießen, würzen und im Ofen schmoren, bis die Flüssigkeit eingekocht ist. Rahm* oder Nußmus* darüber geben und mitschmoren, bis die Kartoffeln leicht gebräunt sind. Mit der Schnittfläche nach oben anrichten und mit gehackter Petersilie bestreuen.

Kartoffelschnitten mit Spinat
1 große Kartoffel
1 dl Gemüsebrühe
1 Prise Meersalz
100 g Spinat
etwas Butter* oder Olivenöl* oder Nußmus*
Knoblauch, Petersilie, Schnittlauch
ev. Pfefferminze oder Salbei, Muskat

Die geschälte Kartoffel der Länge nach in 1 cm dicke Scheiben schneiden und sorgfältig weich kochen. Auf ein bebuttertes Blech legen. Den Spinat zubereiten wie Blattspinat (Rezept Seite 85), würzen und auf die Kartoffeln verteilen. Ev. geriebenen Käse* darüber streuen und Olivenöl* draufpinseln oder Butter* oder Nußmus* in kleinen Stückchen darauf legen. Kurz im Ofen überbacken.

Kartoffel-„Gulasch"
1 Zwiebel
1 große Kartoffel
1 grüne Peperoni
1–2 dl Wasser
1 Prise Meersalz
Majoran, Thymian, Muskat

Zwiebel und Kartoffel in kleine Würfel, Peperoni in Stücke schneiden und zusammen, mit dem Wasser bedeckt, in ca. 15 Minuten weich kochen. Kräftig würzen und anrichten.

Ayurvedische Kartoffeln
(ein apartes, sehr aromatisches Gericht, für 3–4 Portionen)
5 große Kartoffeln
½ Soja-Drink
1 Packung Soja-Crème (Ersatz für Crème fraîche)
je 1 Bund frischer Dill, frischer Schnittlauch, frische Petersilie
½ Zitrone, ausgepresst
1–2 Teel. Kurkuma
½ Teel. Curry
1 Prise Meersalz
Sojasauce

Die gut gebürsteten Kartoffeln in dicke Scheiben schneiden und ca. 5 Minuten kochen. Inzwischen in einer Pfanne den Soja-Drink, vermischt mit der Soja-Crème, langsam erhitzen (auf keinen Fall kochen!). Kurkuma nach Geschmack, Curry und Meersalz darunter rühren und mit Sojasauce abschmecken. Die Kartoffelscheiben in die Sauce legen und ca. 10 Minuten leicht köcheln lassen. Zum Schluss die frischen kleingehackten Kräuter über die Kartoffeln streuen und sofort servieren.

Getreidespeisen

Japanischer Reis
80 g Vollreis
1½–2 dl Gemüsebouillon
1 Prise Meersalz
10 g Butter* oder Reform-Pflanzenfett*, Olivenöl* oder Nußmus*
1 kl. geschälte Zwiebel, mit Lorbeerblatt und Gewürznelke besteckt

Den Reis in die kochende Bouillon mit besteckter Zwiebel geben und 40 Minuten kochen. Erkalten lassen. Den Reis im Ofen wieder heiß werden lassen und beim Anrichten erwärmte Butter* oder Pflanzenmargarine* oder Nußmus* darüber geben.

Risotto
80 g Vollreis
1 Essl. Zwiebel, gehackt
2 dl Gemüsebrühe oder Wasser
1 Prise Meersalz
getrocknete Pilze
frische Kräuter nach Geschmack, Rosmarin
10 g frische Butter* oder Reform-Pflanzenfett* Olivenöl* oder Nußmus*
ev. 10 g Parmesan*

Den Reis mit der Zwiebel dünsten, bis er glasig ist. Gemüsebrühe oder Wasser heiß dazugeben und al dente (30–40 Minuten) kochen. Die feingehackten, getrockneten Pilze und Kräuter beigeben und etwas mitkochen. Zuletzt Butter* oder Olivenöl* oder Reform-Pflanzenfett* oder Nußmus* und geriebenen Parmesan* mit der Gabel darunter mischen.

Safranreis
Zubereitung wie Risotto. Eine Messerspitze Safranpulver mit etwas Bouillon auflösen und beifügen.

Riz creole mit Gemüsen
80 g Vollreis
1 Essl. Gemüse, sehr fein gewürfelt (Lauch, Sellerie, Karotten)
2 dl Gemüsebrühe
1 Prise Meersalz
Lorbeer, Gewürznelke, ev. etwas Muskat
frischgehackte Kräuter nach Geschmack

Reis und Gemüse andämpfen, heiße Gemüsebrühe und die Gewürze dazugeben und 30–45 Min. kochen.

Tomatenreis
80 g Vollreis
1 Essl. Zwiebel, gehackt
wenig Knoblauch, ausgepresst
1 große Tomate.
ca. 1 dl Gemüsebrühe
1 Prise Meersalz
Rosmarin, Majoran, Muskat
ev. Basilikum
etwas Zucker (Sucanat)
10 g Butter* oder Olivenöl*

Zwiebel, Knoblauch und Reis dünsten, bis er glasig ist. Geschälte, in Würfel geschnittene Tomate beigeben. Gemüsebrühe dazugießen, Gewürze beifügen und 30–45 Min. kochen. Zuletzt frische Butter* oder Olivenöl* darunter mischen.

Reis mit Zucchetti
80 g Vollreis
1 Essl. Zwiebel, gehackt
150 g zarte Zucchetti
1 Prise Meersalz
1½ dl Gemüsebrühe oder Wasser
Sojasauce, frischgehackter Dill
10 g Butter* oder Olivenöl* oder Nußmus*

Zucchetti in Würfel schneiden. Weitere Zubereitung wie Tomatenreis.

Reis mit Spinat
80 g Vollreis
100 g Spinat
etwas Zwiebel, gehackt
2 dl Gemüsebrühe oder Wasser
1 Prise Meersalz
Muskat und Pfefferminze
10 g frische Butter* oder Olivenöl* oder Nußmus*

Spinat grob schneiden. Weitere Zubereitung wie Tomatenreis.

Reis mit Erbsen (Risi bisi)
80 g Vollreis
150 g zarte Erbsen, enthülst
etwas Zwiebel, gehackt
je 1 Prise Fruchtzucker und Meersalz
½ dl Gemüsebrühe
etwas Zwiebel, gehackt
1½–2 dl Wasser
10 g Butter* oder Olivenöl* oder Nußmus*
Petersilie

Zwiebel mit Fruchtzucker und Meersalz dünsten. Die Erbsen beifügen und leicht mitdämpfen, dann Gemüsebrühe zugießen und die Erbsen weich kochen. In einer separaten Pfanne einen Risotto (nach obigem Rezept) zubereiten. Zuletzt die gekochten Erbsen darunter mischen. Über den angerichteten Reis Butter* oder Olivenöl* oder Nußmus* und gehackte Petersilie geben.

Reisauflauf mit Tomaten
80 g Vollreis
2 kleine Tomaten
etwas Zwiebel, gehackt
2 Essl. Gemüse (Lauch, Sellerie, Karotten)
1½ dl Gemüsebrühe
1 Prise Meersalz
Petersilie, Liebstöckel
5 g Butter* oder Olivenöl*

Zwiebel und sehr fein gewürfeltes Gemüse kurz dünsten, den Reis beifügen und glasig werden lassen. Mit heißer Gemüsebrühe ablöschen, würzen und 30–45 Min. kochen. Den fertigen Reis und die in Scheiben geschnittenen Tomaten lagenweise in eine feuerfeste Form geben, mit Flöckchen von Butter* belegen bzw. mit Olivenöl* bepinseln und 10 Min. im Ofen backen.

Indisches Reisgericht
80 g Vollreis
2 dl Gemüsebrühe
1 Prise. Meersalz
1 kleine Banane
1 kleiner Apfel
1 Essl. Rosinen
1 Teel. Sonnenblumenkerne
1 Teel. Sesam
Safran, Curry, frische Ingwerwurzel

Reis mit Gemüsebrühe und 1 Prise Meersalz nicht ganz weich kochen (ca. 30–40 Minuten). Die in Scheiben geschnittene Banane, den geschälten und blättrig geschnittenen Apfel samt Rosinen unter den Reis mischen und 5–10 Min. weiter kochen. Nach Geschmack mit Safran, Curry und Ingwerwurzel würzen. Sonnenblumenkerne und den ohne Fett leicht gerösteten Sesam darüber streuen.

Grießbrei
50 g Grieß
3 dl Milch
2 dl Wasser
1 Prise Meersalz

1 Essl. Sesam-Rahm
je 1 Essl. Fruchtzucker und Zimt

Grieß in die kochende Flüssigkeit einrühren, salzen und 15–20 Min. kochen. Über den angerichteten Grießbrei den Rahm und Fruchtzucker mit Zimt gemischt streuen.

Polenta
50 g Maisgrieß, mittelfein
3 dl Wasser
Muskat
1 Prise Meersalz
½ Essl. frische Butter* oder Olivenöl* oder Nußmus*

Wasser zum Kochen bringen und den Mais einrühren. 5 Min. auf schwachem Feuer unter stetigem Rühren kochen. Würzen und 45–60 Min. auf kleinem Feuer fertig kochen. Bei Diätstufe IV zuletzt Butter* oder Olivenöl* oder Nußmus* beifügen. Nach Belieben können auch ohne Fett geröstete Zwiebelscheiben darüber gegeben werden.

Hirsotto
50 g Hirse
1 Essl. Zwiebel, gehackt
1½ dl Gemüsebrühe
½ Zwiebel
1 Prise Meersalz

Zwiebel und heiß abgespülte Hirse glasig dünsten, die heiße Gemüsebrühe beifügen, salzen und 20 Min. kochen. Beim Anrichten Zwiebelstreifen, ohne Fett geröstet, darüber verteilen.

Hirsotto mit Gemüse
40 g Hirse
1 Essl. Zwiebel, gehackt
2 Essl. Gemüsewürfelchen
(Lauch, Sellerie, Karotten oder Karotten und Erbsen)
1½ dl Gemüsebrühe
1 Prise Meersalz
Miso
Rosmarin
10 g frische Butter* oder Nußmus*

Zwiebel, Gemüsewürfelchen und heiß abgespülte Hirse glasig dünsten. Heiße Gemüsebrühe dazugießen, würzen und 20 Min. kochen. Beim Anrichten ev. Butter- oder Nußmus*-Flöckchen darübergeben.

Schrotbrei
2 Essl. Schrot (Weizen, Hafer, Roggen)
3 Essl. Wasser
1 Prise Meersalz

Den Schrot 12 Stunden einweichen. Dann mit dem Wasser aufsetzen und 10 Min. kochen oder ½ Std. im Wasserbad kochen.

Nudeln, Spaghetti, Makkaroni usw.
Leberpatienten sollten keine Eierteigwaren wählen. Heute gibt es nebst den bekannten italienischen Teigwaren aus Weizen auch ausgezeichnete Vollkornteigwaren, Sojateigwaren, Dinkelteigwaren. Dazu gibt es unzählige Saucen, die aber für Leberpatienten meist zu viel Fett (Öl, Butter, Käse, Rahm) enthalten.
Am bekömmlichsten sind die al dente gekochten Teigwaren mit einer klassischen oder einfachen Tomatensauce (s. Rezepte im Kapitel Saucen).

Spätzle oder Knöpfli (ohne Ei)
60 g Vollkornmehl
20 g Sojamehl
1 dl Wasser
1 l Wasser
1 Essl. Meersalz
1 Essl. Reform-Pflanzenfett oder Olivenöl*
Zwiebelstreifen
Schnittlauch und Petersilie

Vollkorn- und Sojamehl und Wasser gut mischen und klopfen, bis der Teig Blasen wirft, dann mindestens 1 Std. ruhen lassen.

Wasser mit Meersalz zum Kochen bringen. Den Teig portionenweise durch ein grob gelochtes Sieb ins kochende Wasser streichen oder auf ein Holzbrettchen geben und mit einem Messer feine Streifen ins kochende Wasser fallen lassen. Knöpfli oder Spätzle ziehen lassen, bis sie an die Oberfläche steigen. Mit einem Schaumlöffel herausnehmen und auf einer heißen Platte anrichten. Nach Wunsch mit in Olivenöl* (oder ganz ohne Fett) gerösteten Zwiebelstreifen, Schnittlauch und Petersilie verfeinern.

Saucen

Für Leberpatienten sind die Saucen ein schwieriges Kapitel, denn fast alle Rezepte enthalten viel Fett (Butter, Öl, Rahm) sowie Käse und Eier. Wir haben hier ein paar erlaubte zusammengestellt, wobei einige Rezepte von den klassischen abweichen – nichtsdestotrotz ausgezeichnet schmecken!

Béchamelsauce
Für 4 Personen:
2 Essl. Weizenmehl
½ l Sojamilch
1 Lorbeerblatt
1 fein geriebene Zwiebel
2 Teel. Rotes Miso
je 1 Prise Pfeffer und Paprika
gehackte Petersilie

Den Weizen ohne Fett kurz rösten, bis er aromatisch duftet. Etwas abkühlen lassen, dann unter ständigem Rühren die Sojamilch zugießen, Lorbeerblatt und Zwiebel beifügen und alles knapp 5 Min. kochen lassen.
Das Miso darunter rühren, das Lorbeerblatt entfernen und die Sauce mit Pfeffer und Paprika abschmecken. Gehackte Petersilie darüberstreuen.
(Miso ist eine fermentierte Sojabohnenpaste, die sich ausgezeichnet zum Würzen eignet und ähnlich wie die bekannte Sojasauce schmeckt. Bei Sojaprodukten auf Gentechnikfreie Produktion (Nioknospe) achten)

Béchamelsauce 2*
Diese Variante ist etwas weniger „exotisch", ähnelt mehr dem altbekannten Rezept. Es darf aber nur angewendet werden, wenn Milch erlaubt ist.

Für 4 Personen:
2–3 Essl. Weizenmehl
1 l Milch*
1 Lorbeerblatt
1 Essl. Gemüsebrühe
1 geriebene Zwiebel
je 1 Prise Meersalz, Muskat und frisch gemahlener weißer Pfeffer
gehackte Petersilie

Das Mehl ohne Fett kurz rösten, bis es duftet (es darf nicht dunkel werden), dann leicht abkühlen lassen. Unter ständigem Rühren die Milch beifügen, Lorbeerblatt, Gemüsebrühe und Zwiebel dazu geben und alles aufkochen. Würzen. Nach ca. 5 Minuten das Lorbeerblatt entfernen, die Sauce anrichten und mit Petersilie bestreuen.
Aus dieser Grundsauce lassen sich viele Varianten herstellen, z. B.
Meerrettichsauce: zum Schluss 10 g fein geraffelten Meerrettich beigeben und die Sauce noch 5 Min. fertig kochen.
Kapernsauce: die fertige Sauce mit ganzen oder gehackten Kapern und Zitronensaft abschmecken.
Olivensauce: die Sauce mit 4–5 Essl. Tomatenmark und 2 Essl. gehackten Oliven rasch aufkochen. Ev. mit einer Messerspitze Cayennepfeffer nachwürzen.
Kräutersauce: unter die fertige Sauce viel feingehackte Kräuter wie Petersilie, Liebstöckel, Kerbel, Basilikum, Estragon, Origano usw. mischen.
Champignonsauce: unter die fertige Sauce 3–4 Essl. feinst gehackte rohe Champignons mischen und mit Zitronensaft abschmecken.

Tomatensauce, klassisches Rezept
½ Essl. Reform-Pflanzenfett*
1 Essl. Zwiebel
½ Knoblauchzehe, durchgepresst
2 Essl. Karotten, Sellerie, Lauch
2 kl. Tomaten
1 Prise Meersalz
1 Prise Frucht- oder Vollzucker
1 Teel. Tomatenpüree
1½ dl Gemüsebrühe oder Wasser
Rosmarin, Thymian

Gehackte Zwiebel, durchgepressten Knoblauch und grobgeschnittenes Gemüse im Reform-Pflanzenfett* (für Diätstufe III fettlos) gut dämpfen. Die in Stücke geschnittenen Tomaten und das Tomatenpüree mitdämpfen. Gemüsebrühe oder Wasser beifügen, würzen und ½ Std. leise köcheln lassen. Auf Wunsch passieren.

Tomatensauce auf einfache Art
3 Tomaten
je 1 Prise Meersalz und Vollzucker (Sucanat)
Schnittlauch, Basilikum
1 Essl. Olivenöl*

Tomaten in Stücke schneiden, weich dämpfen, würzen und auf Wunsch passieren. Bei Diätstufe IV beim Anrichten zum Verfeinern etwas Olivenöl beigeben.

Mayonnaise ohne tierisches Eiweiß*
Rezept siehe Seite 77

Remouladensauce*
für 4 Personen
Mayonnaise ohne tierisches Eiweiß (siehe Seite 77) zubereiten und mit 1 Essl. gehackten Cornichons, einigen Kapern und gehackter Petersilie vermischen. Zum Garnieren Tomatenwürfelchen.

Belegte Brötchen

Belegte Brötchen sind allgemein beliebt, als Vorspeise oder für ein sommerliches Abendessen, auch als Proviant für Wanderungen und Reisen oder als Mittagsverpflegung im Büro.
Aufstriche und Zutaten lassen sich auf immer neue Weise verwenden, es stehen auch verschiedene vollwertige Brotsorten zur Verfügung, teilweise bereits vorgeschnitten.
Die Rezepte sind hier für 4 Personen berechnet.

Grundaufstriche
bei strenger Diätform die Brötchen nur mit Quark bestreichen und mit Rohkost belegen

Guacamole (Avocadomousse)
2 reife Avocados
Saft von ½ Zitrone
½ kleine Zwiebel, gehackt
2 Knoblauchzehen, durchgepresst
Meersalz und weißer Pfeffer

Das herausgelöste Fruchtfleisch der Avocados mit dem Zitronensaft im Mixer pürieren. Zwiebel und Knoblauch darunter mischen und mit Meersalz und weißem Pfeffer abschmecken. Ev. 1 Essl. Soja-Creme unter ziehen.

Süße Avocadocreme
1 reife Avocado
4 Essl. frisch gepresster Orangensaft
1 Essl. Honig
1 Messerspitze Ingwerpulver

Das herausgelöste Fruchtfleisch der Avocado zu Mus zerdrücken oder mixen und mit den anderen Zutaten vermischen. Sofort servieren.

Tofuaufstrich mit Nüssen
250 g Tofu, püriert
2 feingehackte Frühlingszwiebeln
50 g Nüsse (Haselnüsse, Baumnüsse, Mandeln, Cashews)
Meersalz und weißer Pfeffer

Die Nüsse im Ofen oder in einer trockenen Pfanne leicht anrösten, abkühlen lassen und mahlen. Mit dem pürierten Tofu und den Zwiebeln vermischen, mit Meersalz und Pfeffer abschmecken.

Quarkaufstrich mit Kräutern*
100 g Quark
10 g Butter* oder Reform-Pflanzenfett* oder Nussmus*
Miso
Kümmel oder Schnittlauch oder Kräuter wie Dill, Borretsch, Liebstöckel, Basilikum, Origano, Pfefferminze usw.

Quark und Reform-Pflanzenfett* schaumig rühren, Gewürze und abwechslungsweise einzelne Kräuter oder eine Mischung davon darunter mischen.

Garnituren
Die bestrichenen Brötchen können auf folgende Arten garniert werden:
mit Karotten- oder Sellerierohkost
mit Tomaten, frischen Gurken, Radieschen, Kresse, Zwiebelringlein, Nüssen, Petersilie, Schnittlauch usw.

Desserts

Diese Rezepte gelten alle für 4 Personen

Desserts sollen sehr zurückhaltend genossen werden; bei Diätstufe I und II sind sie verboten. Zum Süßen verwendet man Honig (besonders geeignet ist der Akazienhonig) oder Birnel oder Ahornsirup oder Agavensaft oder den Vollzucker (Succanat, Panela u. ä.), der sich aber wegen seines ausgeprägten Eigengeschmacks nicht für jede Süßspeise eignet. Ganz wegzulassen sind Süßspeisen mit viel Zucker, Eiern und Rahm. Aber es gibt schmackhafte Varianten!

Fruchtsalat
2 Essl. Honig
1 dl Wasser
1–2 dl Traubensaft oder Süßmost
1–2 Essl. Zitronensaft
600 g Aprikosen oder Pfirsiche
Melonen
Äpfel
Birnen (weiche Sorte)
rote Kirschen, entsteint
alle Beerensorten

Wasser und Honig, Traubensaft und Zitronensaft aufkochen und erkalten lassen. Früchte, je nach Jahreszeit zusammengestellt, in feine Scheiben schneiden und in den Sirup geben.

Gefüllte Melonen
2 kleine Melonen
Fruchtsalat nach obigem Rezept

Die Melonen halbieren, aushöhlen und mit dem Fruchtsalat füllen.

Fruchtgelee
3 dl Wasser oder Traubensaft
1–2 Essl. Honig
10 g Agar-Agar, pulverisiert
7 dl Fruchtsaft von Orangen oder Beeren
Agar-Agar ist eine pflanzliche Gallerte, die statt der tierischen Gelatine für Gemüse- und Fruchtköpfchen, Saucen und Puddings verwendet wird.

Wasser mit Honig und Agar-Agar gut zerquirlen und auf kleiner Flamme unter stetigem Rühren erhitzen, bis sich das Agar-Agar ganz aufgelöst hat. Fruchtsaft damit vermischen und sofort in Gläser oder Dessertcoupes anrichten. Nach Belieben mit Sesam-Rahm* (s. Rezept Seite 79) garnieren.

Apfelmus
800 g Äpfel
2 dl Wasser oder Süßmost
1–2 Essl. Honig
Zimt oder Zitronenschale
1 dl Sesam-Rahm*

Äpfel von Stiel und Fliege befreien, in Stücke schneiden, zusammen mit dem Wasser oder Süßmost und dem Honig weich kochen und passieren. Zimt oder Zitronenschale (von ungespritzten Zitronen!) darunter mischen. Zum Verfeinern Sesam-Rahm zum Apfelmus servieren.

Apfel- oder Birnenkompott
800 g Äpfel oder Birnen
2–3 dl Wasser oder Süßmost
1 Essl. Honig
abgeriebene Zitronenschale
(von ungespritzten Zitronen)
oder etwas Zimt

Äpfel oder Birnen schälen, Kerngehäuse entfernen und in Schnitze schneiden. Die Flüssigkeit zum Kochen bringen, Honig und Zitronenschale oder Zimt beifügen und die Äpfel oder Birnen darin weich kochen.

Gefüllte Äpfel, gedämpft
800 g Äpfel
½ l Wasser oder Süßmost
1 Essl. Honig
¼ Zimtstengel
Quitten-, Himbeer- oder Johannisbeergelee
oder Rosinen und Weinbeeren mit etwas Honig

Wasser oder Süßmost mit Honig und Zimtstengel zum Kochen bringen. Äpfel schälen, halbieren, aushöhlen, portionenweise in den heißen Saft geben und langsam weich kochen. Mit dem Schaumlöffel herausheben und mit der Schnittfläche nach oben auf einer flachen Platte anrichten. Mit dem gewünschten Gelee oder mit der Rosinen-Weinbeeren-Honigmischung die Äpfel füllen.

Gefüllte Äpfel* im Ofen
4 große oder 8 kleine Äpfel
4 Essl. Haselnüsse, gemahlen
2 Essl. Korinthen
4 Essl. Sesam-Rahm*
1–2 Essl. Honig
abgeriebene Zitronenschale
(von ungespritzter Zitrone)
10 g Butter* oder Pflanzenmargarine* oder Nußmus*
1 Essl. Vollzucker
1–2 dl Süßmost

Haselnüsse, Korinthen, Rahm, Honig und Zitronenschale vermischen, in die vorbereiteten Äpfel (Kerngehäuse entfernt, Schale eingeritzt) einfüllen und in eine Auflaufform geben. Butter*, Pflanzenmargarine* oder Nußmus* und Zucker auf die Äpfel verteilen und Süßmost 1 cm hoch dazugießen. 20–30 Min. im Ofen backen.

Dörrobst-Salat mit Trauben und Pinienkernen
200 g gedörrte Feigen
200 g Datteln
200 g gedörrte Äpfel
400 g weiße Trauben
Saft von 1 Zitrone
2 Essl. Honig
50 g Pinienkerne

Die Dörrfrüchte zerkleinern, die Hälfte der Trauben halbieren, die andern auspressen. Alle Früchte in eine Schüssel geben. Den Saft der Zitrone und der Trauben mit dem Honig gut mischen, über die Früchte gießen. Vor dem Servieren kühl stellen. Die Pinienkerne trocken rösten und über den Fruchtsalat streuen.

Erdbeer- oder Himbeercreme*
300 g Beeren
Vanillecreme
1–2 dl Sesam-Rahm*

Eine Vanillecreme nach Rezept auf Seite 105 zubereiten und mit den gemixten oder passierten Beeren vermischen. Sesam-Rahm* darunter ziehen oder separat dazu servieren.

Zitronencreme*
¾ l Milch*
1–2 Zitronen, ungespritzte
1 Essl. Maizena oder Pfeilwurzmehl
3 Essl. Milch*
2 Essl. Honig
Sesam-Rahm* nach Belieben

Die dünn abgeschälte Zitronenschale mit der Milch aufkochen, das mit etwas kalter Milch angerührte Maizena oder Pfeilwurzmehl und den Honig zugeben und nochmals aufkochen. Die erkaltete Creme absieben und einige Löffel Zitronensaft dazugeben, ebenso Sesam-Rahm* nach Belieben.

Orangencreme*
Zubereiten wie Zitronencreme
(siehe Rezept oben)

Orangensulzköpfchen
5 dl Orangensaft
5 g Agar-Agar, pulverisiert (pflanzliche Gallerte, statt Gelatine)
1 Essl. Fruchtzucker

3 dl Orangensaft, Agar-Agar und Zucker gut zerquirlen und auf kleiner Flamme unter stetigem Rühren erhitzen (nicht kochen), bis sich das Agar-Agar vollständig aufgelöst hat. Restlichen Orangensaft dazugeben und in kalt ausgespülte Förmchen anrichten. Kaltstellen.

Sesamstengelchen
100 g Syramena-Zucker
2 Essl. Honig
100 g Sesam, nicht gemahlen

Syramena-Zucker ist ein heller Vollrohrkristallzucker und in Bioläden erhältlich. Den Zucker in einer trockenen Pfanne erhitzen und rühren, bis ein helles Karamel entstanden ist. Den flüssigen Honig dazu gießen und gut vermischen. Sesam hinein geben und nochmals gut mischen. Die Masse in eine Form oder auf ein eingeöltes Brett gießen, leicht abkühlen lassen und in Vierecke oder Rauten schneiden. Erkalten lassen.

Vanillecreme
1 Vanilleschote
¼ l Wasser
40 g Weizenmehl
3 Essl. Honig
ca. 200 ml Sojamilch

Die Vanilleschote mit spitzem Messer aufschneiden, das Mark heraus kratzen und alles mit dem Wasser aufkochen lassen. Das Weizenmehl unter ständigem Rühren in das Vanillewasser geben und zu einem dickem Brei ausquellen lassen. Etwas abkühlen lassen, dann den Honig und die Sojamilch gut darunter rühren. Je nach dem Quantum der Sojamilch entsteht eine Vanillecreme oder eher eine Vanillesauce. Bis zum Servieren kalt stellen.

Vanillesauce
s. Vanillecreme (Rezept oben)

Mandelmilchsauce
4 dl Milch
50 g Mandeln oder Mandelmus
2 Essl. Honig
1 Essl. Maismehl oder Pfeilwurzmehl
2 Essl. Wasser

Milch zusammen mit den geschälten, geriebenen Mandeln (oder dem Mandelmus) und dem Honig aufkochen. Maizena oder Pfeilwurzmehl im kalten Wasser anrühren und in die kochende Milch einrühren. Die fertige Sauce gut mixen.

Hagebuttensauce
70 g Hagebuttenpüree oder Hagebuttenmark
2 dl Wasser oder Traubensaft
1–2 Essl. Honig
ev. einige Tropfen Zitronensaft

Die Zutaten zusammen aufkochen, den Zitronensaft zuletzt beifügen.

Rotweinsauce
2 dl Wasser
Zitronen- oder Orangenschale (von ungespritzten Früchten)
1 Zimtstengel
1 Nelke
1–2 Essl. Honig
2 dl roter Traubensaft
20 g Mandeln

Wasser, Schale, Gewürze und Honig zusammen einige Min. kochen, dann absieben. Traubensaft dazugeben und erwärmen (nicht kochen). Die geschälten, in Stifte geschnittenen Mandeln beifügen.

Rote Grütze
7 dl Johannisbeer-, Himbeer- oder Erdbeersaft
3 dl roter Traubensaft oder Wasser
70 g Grieß
1 Essl. Maismehl

Beerensaft und Traubensaft zusammen aufkochen, Grieß und Maizena einrühren und 10 Min. kochen. In ausgespülte Puddingform einfüllen und kalt stellen. Mit Vanillesauce (Rezept Seite 105) oder Mandelmilchsauce (Rezept Seite 105) servieren.

Rote Grütze dänische Art
1 kg Beeren (Himbeeren, Johannisbeeren, Erdbeeren oder entsteinte Kirschen oder alles gemischt)
1 l Fruchtsaft (z. B. Holunder)
2 Päckchen Agar-Agar
Honig nach Geschmack
½ Teel. Naturvanille
Sesam-Rahm* flüssig

Gesäuberte und eventuell zerkleinerte Früchte in eine Schüssel geben. Fruchtsaft mit Agar-Agar nach Vorschrift erhitzen. Die Früchte mit Honig und Vanille vermischen, Agar-Agar-Flüssigkeit darüber gießen. Die Grütze erstarren lassen. Dazu den flüssigen Sesam-Rahm* servieren.

Rezeptverzeichnis

A
Apfelmüesli mit Joghurt oder Sauer- oder Buttermilch 72
Apfelmüesli mit Mandel- oder Sesampüree 72
Apfelmüesli mit Orangensaft 72
Apfelmus 103
Apfel- oder Birnenkompott 103
Äpfel gefüllte gedämpft 104
Äpfel gefüllte im Ofen 104
Artischocken 89
Avocadocreme süße 102
Avocadomousse (Guacamole) 102
Ayurvedische Kartoffeln 95

B
Backkartoffeln 93
Bärentraubenblättertee 71
Béchamelsauce 100
Béchamelsauce 2 100
Belegte Brötchen 102
Birnen- oder Apfelkompott 103
Bittertee 70
Blähungstee 70
Blumenkohl 90
Bohnen grüne 87
Bouillonkartoffeln 93
Broccoli 90
Brötchen, belegte 102
Butter, Pflanzenfette und Öle 80

C
Champignonsauce 100
Chicorée gedämpft 85

D
Dämpfen und Kochen, schonendes 80
Dörrobstsalat 104

E
Eisenkrauttee (Verveine) 70
Endiviengemüse 85
Erbsen auf französische Art 87
Erbsen und Karotten 87
Erdbeer- oder Himbeercreme 104

F
Fenchel überbacken 86
Frauenmanteltee 70
Frischheit und Qualität 74
Harmonische Zusammenstellung 74
Reinigung der Blattgemüse 74
Reinigung der Wurzelgemüse 75
Reinigung der Gemüsefrüchte 75
Fruchtgelee 103
Fruchtsäfte 68
Fruchtsalat 103

G
Gekeimte Getreidekörner 73
Gemüsebouillon 81
Gemüsebrühe 81
Gemüsecurry 86
Gemüse „nature“, fettlos 85
Gemüsesäfte 68
Gemüsesalate 91
Gemüsesülzchen 92
Gemüsesuppen, verschiedene 83
Getreideköner, gekeimte 73
Grießbrei 97
Grießsuppe 82
Guacamole (Avocadomousse) 102

H
Hafercremesuppe 82
Hafergrützsuppe 82
Hagebuttensauce 105
Hagebuttentee 71
Himbeer- oder Erdbeercreme 104
Hirsotto 98
Hirsotto mit Gemüse 98

J
Joghurtsauce 76

K
Kamillentee 70
Kapernsauce 100
Karotten gedämpft 86
Kartoffel-„Gulasch“ 95
Kartoffeln in der Schale 93
Kartoffeln mit Tomaten 94
Kartoffelpüree 94
Kartoffelschnee 94
Kartoffelschnitten mit Spinat 95
Kartoffelsalat 91
Kartoffelsalat mit Gurken 91

Kartoffelsuppe 84
Kartoffeln ayurvedische Art 95
Kefen (Zuckererbsen) gedämpft 87
Kerbelsuppe 83
Knöpfli oder Spätzle 98
Knoblauchsauce 77
Kochen und Dämpfen, schonendes 80
Kohlrabi mit Kräutern 90
Kräutersauce 100
Kräutersuppe 82
Krautstiele an Béchamelsauce 86
Kümmelkartoffeln 93

L
Lattich 85
Lavendeltee 71
Leinsamentee 70

M
Maiskolben 90
Mandelmilch 79
Mandelmilch aus frischen Mandeln 79
Mandelmilchsauce 105
Mandelpüree-Sauce 77
Mayonnaise ohne Ei 77
Meerrettichsauce 100
Melissentee 70
Melonen gefüllte 103
Minestra 84
Müesli mit Beeren oder Steinobst 73
Müesli mit getrockneten Früchten 73
Müesli mit Kondensmilch 73
Müesli mit verschiedenen Früchten 73

N
Nudeln, Spaghetti, Makkaroni usw. 98
Nussdressing 77

O
Olivensauce 100
Öle, Butter und Pflanzenfette 80
Ölsauce 76
Orangenblütentee 70
Orangencreme 105
Orangensauce 77
Orangensulzköpfchen 105

P
Pellkartoffeln 93
Peperoni, grüne, gelbe, rote 89
Pfefferminzdressing 77
Pfefferminztee 70
Pflanzenfette, Butter und Öle 80
Pinienkernmilch 79
Polenta 98

Q
Quarkaufstrich mit Kräutern 102
Quarkkartoffeln 93
Quarksauce 76

R
Rahmkartoffeln 93
Rahmsauce 76
Randengemüse (Rote Beete) 87
Ratatouille 89
Reisauflauf mit Tomaten 97
Reisgericht indisches 97
Reis japanischer 96
Reis mit Erbsen (Risi bisi) 97
Reis mit Spinat 97
Reis mit Zucchetti 97
Reissalat 91
Reissuppe, gebundene 82
Reissuppe, klare 81
Remouladensauce 101
Risi bisi (Reis mit Erbsen) 97
Risotto 96
Riz creol mit Gemüsen 96
Rohgemüse und Salate 74
Rote Beete (Randengemüse) 87
Rote Grütze 106
Rote Grütze dänische Art 106
Rotweinsauce 105

S
Safranreis 96
Salade niçoise 91
Sauerkrautsalat 78
Schleim als Zusatz zu Säften 69
Schmorkartoffeln 94
Schrotbrei 98
Sellerie gedämpft 87
Sellerie mit Béchamelsauce 87
Selleriesalat mit Soja-Mayonnaise 92
Sesamfrappé 79
Sesammilch 79
Sesampüree-Sauce 77
Sesamrahm 79
Sesamstengelchen 105
Silbermanteltee 70
Spargeln 89
Spätzle oder Knöpfli 98
Spinat, gehackt 85
Spinat en branches (ganze Blätter) 85
Sojamilch 79
Solidagotee 71
Stangensellerie 86

T
Teigwaren 98
Tofuaufstrich mit Nüssen 102
Tomaten à la provençale 89
Tomaten gedämpft 88
Tomaten gefüllt 88
Tomatengemüse 88

Tomatenreis 96
Tomatensauce einfach 101
Tomatensauce klassisch 101
Tomatensuppe 83
Tomatensuppe, sommerlich 83
Tomaten-Zucchettigemüse 89
Topinambur 88

V
Vanillecreme 105
Vanillesauce 105
Verveinetee (Eisenkraut) 70

W
Wermuttee 70

Z
Zitronencreme 104
Zitronensauce 76
Zitronenschalentee 70
Zucchetti-Tomatengemüse 89
Zuckererbsen (Kefen) gedämpft 87

Literatur

Astrup A. et al.: *Dietary fibre added ta very low calorie reduces hunger and alleviates constipation.* J-Obes 1990 Feb, vol: 14 (2), P: 109-12, ISSN: 0307-6565.

Attili A.F. et al.: *Dierand gallstones in Italy: the cross-sectional MICOL results.* Hepatology 1998 Jun, vol: 27 (6), P: 1492–8, ISSN: 0270-9139.

Bachmann Robert M. Dr. med. , Bachmann et al.: *Die Wassertherapie (praktische Anwendungen).* Copyright Alle Rechte bei Verlagsgesellschaft W.P. Sachon KG. Bad Wörishofen. ISBN: 3-923493.

Bae C.Y. et al.: *Clinical trial of American Heart Associatiqn step one diet for treatment of hypercholesterolemics.* J-Fam-Pract 1991 Sept, vol: 33 (3), P: 249–54, ISSN: 0094-3509.

Barlow C.W. et al.: *Effects of therapy with diet and simvastatin on atherosclerosis in hypercholesterolemic patients.* Cardiovasc-Drugs-Ther. 1990 Oct, vol: 4 (5), P: 1389–94, ISSN: 0920-3206.

Bell L.P. et al.: *Cholesterol-lowering effects of soluble-fibre cereals as part of a prudent diet for patients with mild to moderate hypercholesterolemia.* Am-J-Clin-Nutr. 1990 Dec, vol: 52 (6), P: 1020–6, ISSN: 002-9165.

Bircher-Benner M.O.: *Vegetabile Heilkost. Wissenschaftliche Grundlagen für die Bewertung und die qualitative Zusammensetzung der vegetabilen Heilkost.* Klin. Fortbildung. Neue deutsche Klinik, Erg-Band. Verlag Urban & Schwarzenberg, Berlin und Wien, 1933.

Bircher-Benner M.: *Vegetabile Heilkost.* Klinische Fortbildung in „Neue deutsche Klinik" Ergänzungsband, 110–168, 1937.

Bircher-Benner M.O.: *Vom Werden des neuen Arztes.* Verlag Wilhelm Heine, Dresden 1938. Neuausgabe: Mein Testament. Bircher-Benner Verlag GmbH, Friedrichsdorf, 1984.

Bohn H. und Runge H.: *Die Behandlung der Leberzirrhose mit Rohkost.* Zentralbl. f. Inn. Med. Verlag Johann Ambrosius Bartz, Leipzig, 59. Jg., Nr. 11, 193–199, 1938.

Bruch S.W. et al.: *The management of non pigmented gallstones in children.* J-Pedia-Surg 2000 May, vol: 35 (5), P: 729–32, ISSN: 0022-3468.

Cabré E. et al.: *Short and long-term outcome of seigere alcohol induced hepatitis treated with steroid or enteral nutrition: a multicenter randomised trial.* Hepatology 2000 Jul, vol: 32 (1). P: 36–42. ISSN: 0270-9139.

Campillo B. et al.: *Influence of liver failure, ascites, and energy expenditure on the response of oral nutrition in alcoholic liver cirrhosis.* Nutrition 1997 Jul-Aug, vol: 13 (7–8), P: 613–21, ISSN: 0899-9007.

Cara L. et al.: *Plasma lipid lowering effects of wheat germ in hypercholesterolemic subjects.* Plant-Foods-HumNutr 1991 Apr, vol: 41 (2), P: 135–50, ISSN: 0921-9668.

Caroli Bosc. F.X. et al.: *Cholelithiasis and dietary risk factors: an epidemiologic investigation in Vidauban, Southeast France.* Dig-Dis-Sci 1998 Sep, vol: 43 (9), P : 2131–7, ISSN: 0163-2116.

Chang Claude J. et al.: *Mortality pattern of German vegetarians after II years of follow-up (see comments)*. Epidemiology 1992 Sep, vol: 3 (5), P: 395–401, ISSN 1044-3983.

Chang Claude. J et al.: *Dietary and life-style determinants of mortality among German vegetarians.* Division of Epidemiology, German Cancer Research Center, Heidelberg. Int-J-Epidemiol 1993 Apr, vol: 22 (2), P: 228–36, ISSN: 0300-5771.

Christl S. U. et al.: *Fatty liver in adult celiac disease.* Deutsche Medizinische Wochenschrift 1999 Jun 4, vol: 124 (22), P: 691–4, ISSN: 0012-0472.

Corrao G. et al.: *Exploring the rule of diet in modifying the effect of known disease determinants: application to risk factors of liver cirrhosis.* Am-J-Epidemiol 1995 Dec 1, vol: 142 (11), P: 1136–46, ISSN: 002-9262.

Corrao G. et al.: *Interaction between dietary pattern and alcohol intake on the risk of liver cirrhosis.* Rev-Epidemiol-Santé-Publique 1995, vol: 43(1), P: 7–17, ISSN: 0398-7620.

D'Amico G. et al.: *Effect of dietary proteins and lipids in patients with membranous nephropathy and nehhrotic syndrome.* Clin-Nephrol 1991 Jun, vol: 35 (6), P: 237–42, ISSN: 0301-0430.

Dougall J. et al.: *Rapid reduction of serum cholesterol and blood pressure by a twelveday, very low fat, strictly vegetarian diet.* J-Am-Coll-Nutr 1995 Oct, vol: 14 (5), P: 491–6, ISSN: 0731-5724.

Eichler Els.: *Wickel und Auflagen (Anleitung für Pflegende)*. Copyright 1981 Verein für ein erweitertes Heilwesen e.v. 7263 Bad Liebenzell-Unterlengenhardt. 4. erweiterte Auflage.

Eppinger H.: *Über Rohkostbehandlung.* Wien, Klein. Wschr., 51. Jg., 2. Halbjahr Nr. 26, 702–708, 1939.

Eppinger H.: *Einiges über diätetische Therapie.* Ztschr. f. ärztl. Fortbildung. Verlag Gustav Fischer, Jena, 36. Jg. Nr. 22 und 23, 673–678, 709–714. 1939.

Everhart J.: *Diet and gallstones in Italy.* Hepatology 1998 Nov, vol: 28 (5), P: 1438–9, ISSN: 0270-9139.

Festi D. et al.: *Gallbladder motility and gallstone formation in obese patients following very low calory diets. Use it (fat) to loose it (well).* Int-J-Obes-Relat-Metab-Disord 1998 Jun, vol: 22 (6), P: 592–600, ISSN: 0307-0565.

Friedrich H. und Peters H.: *Zur Behandlung der Leberzirrhose mit Rohkost.* Münchn. Med. Wochenschrift, 86. Jg., 1. Halbjahr Nr. 12, 453–455, 1939.

Gans R. O. et al.: *Fish-oil supplementation in patients with stable claudication.* AM-J-Surg 1990 Nov, vol: 160 (5), P: 490–5, ISSN: 0002-9610.

Gisling Etzel.: *Check up.* Nr 6, 1994, S. 4. Infomed-Verlag, CH-9500 Wil.

Gotto A. M. jr.: *Rationale for treatment.* Am-J-Med 1991 Jul 31, vol: 91 (1B), P: 315–365, ISSN: 0002-9343 18.

Gupta R. et al.: *Influence of alcohol intake on high density lipoprotein cholesterol levels in middle aged men.* Indian-Heart-J 1994 May-Jun, vol: 46 (3), P: 146–9, ISSN: 0019-4832.

Hahm J. et al.: *Changes in gallbladder motility in gastrectomized patients.* Korean-J-Intern-Med 2000 Jan, vol.: 15 (1), P: 19–24, ISSN: 0494-4712.

Harrison T. R.: *Innere Medizin.* Deutsche Ausgabe von Kurt J. G. Schmailzl. Blackwell Wissenschaftsverlag Berlin, 1995, 13. Auflage, Seite 1762.

Heine H. in Pischinger A.: *Das System der Grundregulation. Grundlagen für eine ganzheits-biologische Theorie der Medizin* (1990), 8. Auflage Haug-Verlag, Heidelberg.

Heine H. in Pischinger A.: *(anatomische Struktur der Akupunkturpunkte) Das System der Grundregulation. Grundlagen für eine ganzheitsbiologische Theorie der Medizin* (1990), 8. Auflage Haug-Verlag, Heidelberg.

Heine H.: *Weitreichende Wechselwirkung als Grundlage der Homöostase – funktionelle Aspekte der Neuraltherapie.*

Ae-Ztg f. Naturheilverfahren 28 (1987), 915.

Heine H.: *Der Extrazellulärraum – eine vernachlässigte Dimension der Tumorforschung.* Krebsgeschehen 17, 124.1985.

Heine H.: *Die Grundregulation aus neuer Sicht.* Ae. Ztg. f. Naturheilverfahren 28, 909.1987.

Heshka S. et al.: *Obesity and risk of gall stone development on a 1200 Kcalld (5025 KjId) regular food diet (see comments).* Int-J-Obes-Relat-Metab-Disord 1996 May, vol: 20 (5), P: 430–4, ISSN: 0307-0565.

Jalovara P.: *Effect of periodic long-term ethanol administration on biliary bile acids and bile secretion in the rat.* Ann-Clin-Res 1988, vol: 20 (6), P: 410–3 ISSN: 0003-4762.

Jung C.G.: *„Kollektives Unbewussten" … Dialectique du moi et de l'inconscient* C.G. Jung, Folio 1964. Psychologie et alchimie, C.G. Jung, Buchet-Chastel, Paris 1970. Les racines de la conscience, C.G. Jung, Buchet-Chastel, Paris, 1971.

Kaunitz H.: *Transmineralisation und vegetarische Kost.* Ergebn. d. inn. Med. u. Kinderheilk. Verlag Julius Springer, Berlin. 51. Bd, 218–322, 1936.

Keenan J-M. et al.: *Randomised, controlled, crossover trial of oat bran in hypercholesterolemic subjects.* J-Fam-Pract 1991 Dec, vol: 33 (6), P: 6608, ISSN: 0094-3509.

Kollenbach D.: *Maximilian Oskar Bircher-Benner, Krankheitslehre und Diätetik.* Inaugural Diss. 21. Mai 1974, 142, gedruckt an der Universitdt Köln, 429 Seiten.

König G., Wancura I.: *Neue chinesische Akupunktur.* Verlag Wilhelm Maudrich Wien, München, Bern 1989.

Kuhne Louis.: *Die neue Heilwissenschaft.* Copyright Verlag der Neuen Heilkunst 1890, Leipzig.

Kunz A.: *Stoffwechseluntersuchungen bei Bircher-Kost.* Sonderdruck aus „Ergebnisse der physikalisch-diätetischen Therapie", 315–349, Bd. 3 Arbeitsgemeinschaft med. Verlage. Verlag Theodor Steinkopf. Dresden und Leipzig, 1948.

Laurent C. et al.: *Effect of acetate and propionate on fasting hepatic glucose production in human.* Eur-J-Clin-Nutr 1995 Jul, vol: 49 (7), P: 484–91, ISSN: 0954-3007.

Levin E.G. et al.: *Comparison of psyllium hydrophilic mucilloid and cellulose as adjuncts to prudent diet in the treatment of mild to moderate hypercholesterolemia.* Arch-Int-Med 1990 Sep, vol: 150 (9) P: 1822–7, ISSN: 003-9926.

Li S.D. et al.: *Nutrition support for individuals with liver failure* (clinical conference). 1992. Division of Gastroenterology, Hepatology, and Nutrition, Loyola University Medical Center. May wood, IL 60183, USA.

Lieber C.S.: *Alcoholic liver disease: new insights in pathogenesis lead to new treatments.* Journal of hepatology 2000, vol: 32 (1 suppl), P: 113–28 189 Refs, ISSN: 0168-8278.

Liechti-v. Brasch D., Kunz A.: *Die klinische Bedeutung der Frischkost.* Hippokrates, Zeitschrift für praktische Heilung und für die Einheit der Medizin, Hippokrates-Verlag Stuttgart, 27. Jg., 30. Nov., Heft 22, 3–11, 1956.

Liechti-v. Brasch D.: *70 Jahre Erfahrungsgut der Bircher-Bennerschen Ordnungstherapie.* Erfahrungsheilkunde, Heft 6, 181–273, 1970.

Liechti-v. Brasch D.: *Rohkostwirkungen.* Diaita 1979, S. 12.

Melchert H-U et al.: *Fatty acid pattern in triglycerides, diglycerides,free fatty acids, cholesteryl esters and phosphaticlylcholine in serum fron vegetarians and non-vegetarians.* Atherosclerosis 1987 May, vol: 65 (1–2), P: 159–66, ISSN: 0021-9150.

Mikhailova L.P. et al.: *Die Uebertragung der Hepatitis B durch Photonen.* In Popp, F.A.: Biologie des Lichtes (39),

Parey-Verlag, Berlin und Heidelberg, 1984.

Mikhailova L.P. et al.: *Ultraschwache Strahlung als interzelluläre Wechselwirkung* (in Russisch), Nauka, Novosibirsk, Mikhailova L.P. in Dezowska-Trzebiatowska et al. (eds), *Photon Emission fron Biological Systems*, World Scientific, Singapore, New Jersey and Hong Kong, 1986.

Misciagna G. et al.: *Diet, physical activity and gallstones – a population-based, case-control study in Southern Italy.* Am-J-Clin-Nutr 1999 Jan, vol: 69(1), P: 120–6, ISSN: 0002-9165.

Moerman C.J. et al.: *Consumption of foods and micranutrients and the risk of cancer of the biliary tract.* Prev-Med 1995 Nov, vol: 24 (6), P: 591–602, ISSN: 0091-7435.

Neal G.W. et al.: *Synergetic effects of psyllium in dietary treatment of hypercholesterolemia*, South-Med-J 1990 Oct, vol: 83 (10), P: 1131–7, ISSN: 0038-4348.

Nielsen K. et al.: *Long term oral refeeding of patients with cirrhosis of the liver.* B-J-Nutr 1995 Oct, vol: 74(4), P: 557–67, ISSN: 007-1145.

Noorden von C.: *Alte und neuzeitliche Ernährungsfragen unter Mitberücksichtigung wirtschaftlicher Gewichtspunkte.* Verlag Julius Springer, Wien und Berlin. 125 S. 1931.

Noorden von C.: *Ueber Obstkuren und über Rohkost.* Therapie der Gegenwart, 69 Jg, Neueste Folge, 30 Jg, Nr 7, S. 289–298, 1928.

Omish D. et al.: *Can lifestyle changes reverse coronary heart disease?* The Lifestyle Heart Trial (see comments). Lancet 1990 Jul 21, vol: 336 (8708), P: 129–33, ISSN: 0023-7507.

Park H.S. et al.: *Effect of weight control on hepatic abnormalities in obese patients with fatty liver.* J-Korean-Med-S 1995 Dec, vol:10 (6), P: 414–21, ISSN: 1011-8934.

Parker E.S. et al.: *Alcohol and the disruption of cognitive processes.* Arch-GenPsychiatry 1974 Dec, vol: 31 (6), P: 824–8, ISSN: 0003-990X.

Pischinger A. et al.: *Das System der Grundregulation. Grundlagen für eine ganzheits-biologische Theorie der Medizin* (1990), 8. Auflage, Haug-Verlag, Heidelberg.

Portincasa P. et al.: *Gallbladder motility and cholesterol crysiallisation in bile fron patients with pigment and cholesterol gallstones.* Eur-J-Clin-Invest 2000 Apr, vol: 30 (4), P: 317–24, ISSN: 0014-2972.

Rich H.G.: *Resolution of focal fatty infiltration of the liver.* South-Med-J 1996 Oct, vol: 89 (10), P: 1024–7 Refs, ISSN: 0038-4348.

Ritter M.M. et al.: *Effects of vegetarian lifestyle on health.* Fortschritt-Med 1995 Jun 10, vol: 113 (16), P: 239–42, ISSN: 0015-8178.

Rottka H.: *Health and vegetarian lifestyle.* Bibl.-Nutr-Pieta 1990 (45), P: 176194, ISSN: 0067–8198 66 Refs.

Ruhl C.E., Everhart J.E.: *Association of diabetes, serum insulin, and C-peptide with gallbladder disease (see comments).* Hepatology 2000 Feb, vol: 31 (2), P: 299–303, ISSN: 0276-9139.

Sciarrone S.E. et al.: *A factorial study of salt restriction and a low-fat/high fibre diet in hypertensive subjects.* J-Hypertens 1992 Mar, vol: 10 (3), P: 287–98, ISSN: 0263-6352.

Shepard R.W.: *Pre- and postoperative nutritional care in liver transplantation in children.* J-Gastroenterol-Hepatol 1996 May, vol: 11 (5), R: 57–10, ISSN: 0815-9319.

Sherman D.I. et al.: *Safe drinking limits? (Letter).* Addiction 1994 Feb, vol: 89 (2). P: 235. ISSN: 0965-2140.

Simsek H. et al.: *Effect of prolonged ethanol intake on pancreatic lipidsin the rat pancreas.* Pancreas 1990 Jul, vol: 5 (4), P: 401–7, ISSN: 0885-3177.

Singh R-B. et al.: *Randomised controlled trial of cardioprotective diet in patients with recent acute myocardial infarction: results of one year follow up.* BMJ 1992 Apr 18, vol: 304 (6833), P: 1015–9, ISSN 0959-8138.

Skuladottir G. V. et al.: *Influence of dietary cod liver oil on fatty acid composition of plasma lipids in human male subjects after myocardial infarction.* J-Intern-Med 1990 Dec, vol: 228 (6), P: 563–8, ISSN: 0954-6820.

Socha P. et al.: *Essential fatty add metabolism in infants with cholelithiasis.* Acta-Pediatr 1998 Mar, vol: 87 (3), P: 278–83, ISSN: 0803-5253.

Spengler Wilhelm: *Kneipplehre und Naturheilung.* Copyright 1969 beim Turm-Verlag, 712 Bietigheim/VVürtt.

Stehelin H.B.: *Critical rappraisal of vitamins and trace minerals in nutritional support for cancer patient.* Support – Care – Cancer 1993 Nov, vol : 1 (6), P: 295–97, ISSN: 0941-4355.

Tandon R.K. et al.: *Dietaty habits of gallstone patients in Northern India.* J-Clin-Gastroenterology 1996 Jan, vol: 22 (1),P: 23–7, ISSN: 0192-0790.

Thomas L.A. et al.: *Mechanism for the transit-induced increase in colonic deoxycholic acid formation in cholesterol cholelithiasis.* Gastroenterology 2000 Sep, vol: 119 (3), P: 806–15, ISSN: 0016-5085.

Thüler Maya.: *Wohltuende Wickel.* 5. Auflage Januar 1993, copyright 1986, 1993 by Maya Thüler Verlag, Schmitteplatz 18, CH 3076 Worb, ISBN: 3-908 539-01-3.

Tseng-M. et al.: *Food intake patterns and gallbladder disease in Mexican Americans.* Public-Health-Nutr 2000 Jun, vol: 3 (2) P: 233–43, ISSN: 1368-9800.

Tsugare S. et al.: *Alcohol consumption and all-cause and cancer mortality among midd-leaged Japanese men: seven-year follow-up of the JPIIC study Cohort I. Japan Public Health Center.* American joumal of epidemiology 1999 Dec 1, Vol 150 (11), P. 1201–07. ISSN: 0002-9262.

Ueno T. et al.: *Therapeutic effects of restricted diet and exercise in obese patients with fatty liver.* J-Hepatol 1997 Jul, vol: 27 (1), P: 103–7, ISSN: 0168-8278.

Vezina W.C.: *Similarity in gallstone formation from 900 Kcal/day diets containing main culprit of cholelithiasis during rapid weight reduction.* Dig-Dis-Sci 1998 Mar, vol: 43 (3), P: 554–61, ISSN: 0163-2116.

Voytechovsky M. et al.: *The influence of alcohol on memory functions in healthy volunteers.* Act-Nerv-Saper (Praha) 1970, vol: 12 (3), P: 255–6.

Waagh M.et al.: *Effect of social drinking on neuropsychological performance.* Br-J-Addict 1989 Jun, vol: 84 (6), P: 659–67, ISSN: 0952-0481.

Wannametzee G. et al.: *Alcohol and sudden cardiac death.* 1992. A paper of Departement of Public Health and Primary Care, Royal Free Hospital School of Medecine, London NW32 PF.

Watanabe A. et al.: *Nutrient induced thermogenesis and protein sparing effect by rapid infusion of a branched chain enriched amino acid solution to cirrhotic patients.* J-Med 1996, vol: 27 (3–4), P: 176–82, ISSN: 0025-7850.

Watts G.F. et el.: *Effects on coronary artery disease of lipid-lowering diet, or diet plus cholestyramine, in the St Thomas' Atherosclerosis Regression Study (STARS).* Lancet 1992, Mar 7, vol: 339 (8793) P: 563–9, ISSN: 0023-7507.

Webster P.D. et al.: *Secretory and metabolic effects of alcohol on the pancreas.* Ann-N-Y-Acad-Sci 1975 Apr 25, vol: 252, P: 183–6, ISSN: 0077-8923 9.

Whitby K.E. et al.: *Developmental effects of combined exposure to ethanol and vitamin A.* Food-Chem-Toxicol 1994 Apr, vol: 32 (4), P: 305–20, ISSN: 0278-6915.

White J-L. et al.: *Oat bran lowers plasma cholesterol levels in mildly hypercholesterolemic men.* J-Am-Diet-Assoc

1992 Apr, vol: 92 (4), P: 446–9, ISSN: 0002-8223.

Winternitz Wilhelm: *Die Hydrotherapie auf physiologischer und klinischer Grundlage.* Copyright 1877 Urban & Schwarzenberg, Maximilianstrasse 4, Wien.

Wood P.D.: *The effects an plasma kipoproteins of a prudent weight-reducing diet, with or without exercise in overweight men and women.* N-Engl-J-Med 1991 A4g 15, vol: 325 (7), P: 461–6, ISSN: 0028-4793.

Yinnon A.M. et al: *A practical levels in primary care.* Fam-Pract 1992 Jan, vol: 9 (2), P: 167–70, ISSN: 0263-2136.

Zapata R. et al.: *Gallbladder motility and lithogenesis in obese patients during diet – induced weight loss.* Dig-Dis-Sci 2000 Feb, vol: 45 (2), P: 421–8, ISSN: 0163-2116.

Zippelius, 1999 (Seite 20)

Stichwortverzeichnis

Adipositas (Fettleibigkeit) 17
Alkohol 21
Aszites 28
Atmung bewusste 55
Austauschtabelle für tierische Produkte 65
Australia-Antigen 26

Behandlung von Infektionen 35
Belastung miasmatische 46
Blutungsneigung 29
Brucellen 27

Caseineiweiß 15
Cholangitis 32
Cholecystitis-Behandlung 54
Choledocholithiasis 32
Cholesteringehalt des Blutes 12
Cholezystektomie 50
Colitis (Dickdarmentzündung) 24

Darmdysbiose 18
Darmregulation 24
Darmregulierung 53
Depression 24
Diätstufe I 58
Diätstufe II 60
Diätstufe III 62
Diätstufe IV 64
Dickdarmentzündung (Colitis) 24

Echinokokkus (Bandwürmer) 27
Enterohepatischer Kreislauf 11
Enzephalopathie hepatische 29
Eppstein-Barrvirus 27

Fettleber 20
Fettleibigkeit (Adipositas) 17
Fettsäureprofil 19

Gallenblasenentzündung 30
Gallenblasenentzündungs-Behandlung 54
Gallenblasenkarzinom 32
Gallengangskeine 32
Gallenkoliken 30
Gallensteine 20
Gallensteine 30
Gelbsucht 32
Gelüste paradoxe 24
Grundsubstanz des zarten Bindegewebes 10

Hämorrhoiden 12
Harnsäuregehalt des Blutes 12
Heildiät 51
Heilungskrise 58
Hepatitis 25
Hepatitis-Behandlung 54
Hepatitis A 25
Hepatitis B 26
Hepatitis C 26
Hepatitis D 26
Hepatitis E 26
Hepatitis infektiöse 25
Hepatitis toxische und medikamentöse 27
Herzinfarktrisiko 18
Homöopathie 45
Hyperplasie fokale noduläre 29

Interferon a 27

Knollenblätterpilzvergiftung 27
Koronarsklerose 18
Kreislauf enterohepatischer 11

Leberadenome 29
Leberkarzinom 29
Lebermetatasen 29
Lebertransplantation 50
Leberversagen 25
Leberversagen 28
Leberzirrhose 17
Leberzirrhose-Behandlung 54

Membranpotential 48
Miasmatische Belastung 46
Misstrauen 24
Mononukleose 27

Neuraltherapie 48

Omega-3-Fettsäuren 18
Ösephagusvarizen 28

Phänomen des „Zweitschlages“ 48
Postcholezystektomie-syndrom 33

Regulationsblockade 49
Rhythmus zirkadianer 55

Schrumpfleber (Leberzirrhose) 28
Segmenttherapie 49
Sekundenphänomen 49
Spagyrik 34
Störfeld 49

Toxoplasmose 27
Triglyceriden 19

Verschlussikterus 32

Zirkadianer Rhythmus 55